死因「老衰」とは何か

――日本は「老衰」大国、「老衰」では死ねないアメリカ――

藤村 憲治
NORIHARU FUJIMURA

南方新社

装丁　オーガニックデザイン

まえがき

NHKスペシャル「老衰死〜穏やかな最期を迎えるには〜」（二〇一五年九月二〇日放映）をみていて、私はいくつかの違和感を覚えました。それは、特別養護老人ホーム（以下、特養）という特定の場所で、「自然な死」と表現される、一つのパターン化された「老衰死」を強調していたからです。

確かに二〇一四年度の統計では、「老衰」での死亡場所は、病院四〇％、老人ホーム二九％、自宅一六％となっており、老人ホーム（特養、養護老人ホーム、軽費老人ホーム、有料老人ホームをいう）での「老衰死」の増加が著しいことは理解できます。しかし、「『老衰死』とはどのような〝死〟なのか？　その姿に迫ります」と放映目的が語られたのですから、そのパターン化された「老衰」が、日本の一般的でふさわしい「老衰死」であるはずです。では、死亡場所として最も高い比率を占める病院での「老衰死」とはどのようになっているのでしょうか。

その問題は置き去りにされています。また、一六年間の離島医療を経験し、在宅での死を看取ってきた私としては、在宅死の中での「老衰」こそが、日本の典型的な「老衰死」のパターンと考えているので、そのことと矛盾することもあって、この放映に違和感を覚えたのです。つまり、多様な死亡場所での「老衰死」とはどのようなものなのか、さらにいえば、それらは同じ「老衰」概念として一括して表現することができるのか、などこそが問われるべきではないだろうか、と思いました。

私の違和感のもとは、拙稿「『老衰』の社会的構成に関する研究——死因『老衰』の現代的意味を問う——」（二〇一三年度・鹿児島大学大学院人文社会学研究科・修士学位論文。以下、修士論文）において、「老衰」は長い歴史性を帯びた多様な概念であることを明らかにし、特養での「老衰」はその中の一つである、と結論していたことにあります。

放映から約一年後に、NHKスペシャル取材班『老衰死　大切な身内の穏やかな最期のために』（以下「取材班」）が出版され、番組の背景が語られています。

それは次のような現状認識からなっています。

「老衰死は過去最高にまで増えているというが、それは一体どういうことなのか？」。メディアが「身近にあったはずの死を社会全体で見えないようにフタをしている」時代にあって「老衰死って何なのだ？」という人間が次々とできあがる。「そして死を知らない時代の中に、超高齢化と多死社会が現れつつある」。

この「老衰とは何なのだ？」を明らかにするために、番組は「老衰で亡くなる人たちと向き合う現場」と「老衰死の実像に科学的に迫る」ことの二本柱から構成されています。書籍はドキュメントパートとサイエンスパートの二本柱になっています。

「取材班」は、「もしかすると、老衰死の解釈の仕方、あるいは医学的なとらえ方が、時代とともに変わってきたのではないか」という仮説を検証するために、サイエンスパートに向かったと述べています。その方向性が、私の修士論文と最も異なるところです。

私は「老衰」問題を、「公式統計の成り立ち」と「『老衰』と診断する医師の『選択と決断』」という二本柱で検討しています。修士論文から三年半、NHKスペシャルから二年近くになりますが、私の視点は現在も変わりありません。すなわち、「老衰とは何か、老衰はどのような状態か」という「医療問題」や「サイエンス」ではなく、「『老衰』はどのようにして日本の社会の中で構成・構築されてきたのか」という「社会問題」としてとらえることです。

超高齢社会日本での死が、ますます超高齢者側（八五歳以上）に偏移していく時代にあって、「老衰」は、大きな「社会問題」へと発展することは確実です。増加する老人ホーム、特に特養での「老衰死」は、「老衰」の現代的意味の主要な課題であることに異論はありません。また「科学的な視点」で「老衰」の病態を解明することも必要でしょう。

しかし、「『老衰死』とはどのような〝死〟なのか？」と問うまえに、日本の「老衰」はどのような歴史的背景をもつのか、どの領域での言説なのか――「世間」や「一般の基準」で言われていることなのか、それとも「医療者」や「専門性の基準」なのか――を明らかにしておくことが、いまこそ求められているのではないでしょうか。

これからの超高齢者の死を考えるとき、医療者側にも国民の側にも、新たな課題としての「老衰」問題を別様の視点から提起したいと思います。

このような思いから、修士論文をもとに「老衰」の現代的意味を考えようとして本書を著しました。みなさまのご批判を仰ぐことにいたします。

死因「老衰」とは何か――目次

死因「老衰」とは何か

——日本は「老衰」大国、「老衰」では死ねないアメリカ——

序章　「医療問題」から「社会問題」としての「老衰」へ

一　本書の主題とねらい

修士論文の最終データは二〇一〇（平成二二）年度の「老衰」死亡率を使っています。その後の「老衰」死亡者数の急激な増加傾向は、私が指摘したように、「老衰」が「医療問題」としてばかりではなく、「社会問題」として浮かび上がる時期に来ていることをうかがわせます。

「まえがき」で述べましたように、「老衰」問題を広い視点から論じる時期であると考え、修士論文を書き下ろし、最近の資料も含めて本書となりました。修士論文の表題は『『老衰』の社会的構成に関する研究――死因『老衰』の現代的意味を問う――』でした。本書の主題とねらいは、修士論文以降も変わりありません。それは、次のようになります。

1．主題は何か
――「老衰」と死因「老衰」を明らかにすること

忘れられつつあることば「老衰」、〈老い衰えゆくこと〉としての否定的価値判断を含むことば「老衰」というのが、一般的な理解である。しかし、歴史をたどることからみえてくるのは、「十分に生きた末、自然に死を迎える」という肯定的な価値を含意することばであった。そのような、肯定的概念としての「老衰」が現前する文脈がある。それが、死亡の原因としての「老衰」、すなわち「死」の現場に立ちあらわれる死因「老衰」である。

2. 主題の背景は何か
──「老衰」の医療化

なぜ、このような二義性をもつ「老衰」となったのか。なぜ「老衰」を医学用語として、借用しなければならなかったのか。それは、「医制四十五条　施治ノ患者死去スル時ハ医師三日内ニ其病名経過ノ日数及ヒ死スル所以ノ原因ヲ記シ（虚脱痙攣窒息等ノ類ヲ云ウ）医師ノ姓名年月日ヲ附シ印ヲ押テ警務取締ニ出スヘシ」（医制　明治七年八月一八日　文部省ヨリ東京京都大阪三府へ達：厚生省『医制八十年史』一九五五）に始まる。

ここから、医師は死亡の原因（以下、「死因」と記す）を確定して正確に書類（死亡診断書）を書いて届け出なければならない。さらに、死亡登録時に記録された死因を統計的に分類するために、一九〇〇（明治三三）年からは、国際死因分類・ＩＣＤ（以下、「国際ルール」とも述べる）を適用していくことを、国家が確認することになる。ゆえに、人は死後も、公衆衛生学に貢献しなければならなくなる。

3. ねらいは何か
──「老衰」と死因「老衰」の歴史過程を明らかにする

「老衰」と死因「老衰」の二つの流れは、その後の時代的背景の影響を受けて、浮き沈みしてきた。まず、死因「老衰」は「国際ルール」決定以来、〝数奇な〟運命をたどることになる。死の一つの形式とされながら、なぜ、〝数奇な〟運命をたどることになったのか。それは、「国際ルール」が、

「死因の分類」から「疾病、傷害の分類」へ、さらに「保健関連の分類」へと「進歩」してきたからである。公衆衛生の目的は、「死亡の防止」のために「死亡の原因を断ち切ること」(厚生労働省二〇〇六)であるから、死因「老衰」はその目的と乖離《かいり》する。すでに、「国際ルール」では、死因「老衰」は表舞台から退き、現在では無視される「死因」となっている。

4. ねらいをどのように説くのか
——「医療問題」から「社会問題」へ展開させる

死因「老衰」は、多くは「医療問題」として語られるが、「老衰」はその範囲を超え「社会問題」としてあらわれる。そこに共通しているのは、「老衰」をめぐる概念規定の曖昧《あいまい》さによるものである。その曖昧さを解き明かすことが、医師と一般の人々の間の相互理解を可能とする道である。

以下は、「老衰」をめぐる概念規定の曖昧さを「問題」としている。それは本来、社会的概念であった「ことば」が、「医学用語」に取り込まれたこと(「医療化」)を端緒としている。曖昧に規定された概念は、時代の変化に応じて、「医学の進歩」と「死亡の防止」という底流と、「自然な死」を希求する社会的な潮流のぶつかり合いのもとで、その医学的文脈と社会的文脈の間の乖離として現前化してきた。

5. どのような視点から説くのか
——「医療社会学」と「社会問題の社会学」の応用

「老衰」の概念規定が不明瞭なことに起因する「社会問題」を、基本的には社会構成主義の立場に立脚し、「医療社会学」の概念をツールとして用い、さらに、実証研究による検証を加えて解決するのが、この研究の目的である。

本書の主題とねらいは前述の修士論文と同じですが、最後の「どのような視点から説くのか」は大幅に省略しました。多くの文献や図表も、必要なもののみを簡略化して示しています。

二 「老衰」の定義と時代区分

まず、本書の全体像を理解していただくために、「老衰」の定義と「老衰」言説の時代区分を述べておきます。多様な「老衰」言説が横糸に、「老衰」の歴史的な推移が縦糸になって、「老衰」の全体像を織りなしているからです。

(一)「老衰」の定義

「老衰」問題を扱うとき、「老衰」定義の曖昧さが問題となります。それは、「老衰」言説――「老衰」ということばが語られる場、語られる文脈――が多様であることに起因します。

多様な「老衰」言説は、図1のように構成されています。

まず、「老衰」を、文化的・社会的「老衰」と死因「老衰」の二つに概念化しています。

文化的・社会的「老衰」

文化的・社会的「老衰」とは、「世間」で語られる「老衰」言説です。のちに、この概念は歴史的背景をもつ文化的・社会的「老衰」＝「長寿・自然」へと再構成します。そして、「社会的概念」としての「老衰」の具体像、「暗黙の社会的基準」の根幹をなす概念となります。また、死因「老衰」言説への「対抗言説」としての役割をもちます。

死因「老衰」

広義の医療の場で語られる「老衰」言説を死因「老衰」と定義します。死因「老衰」は、「専門性の基準」や「専門家」の言説の上に成り立ち、三つの領域の言説で構成されます。さらに各領域は、その下位カテゴリーから成り立っています。

①統計的「老衰」

ＩＣＤが統計的「老衰」の基本となります。ＩＣＤをもとにした「老衰」言説が「国際ルール」となります。

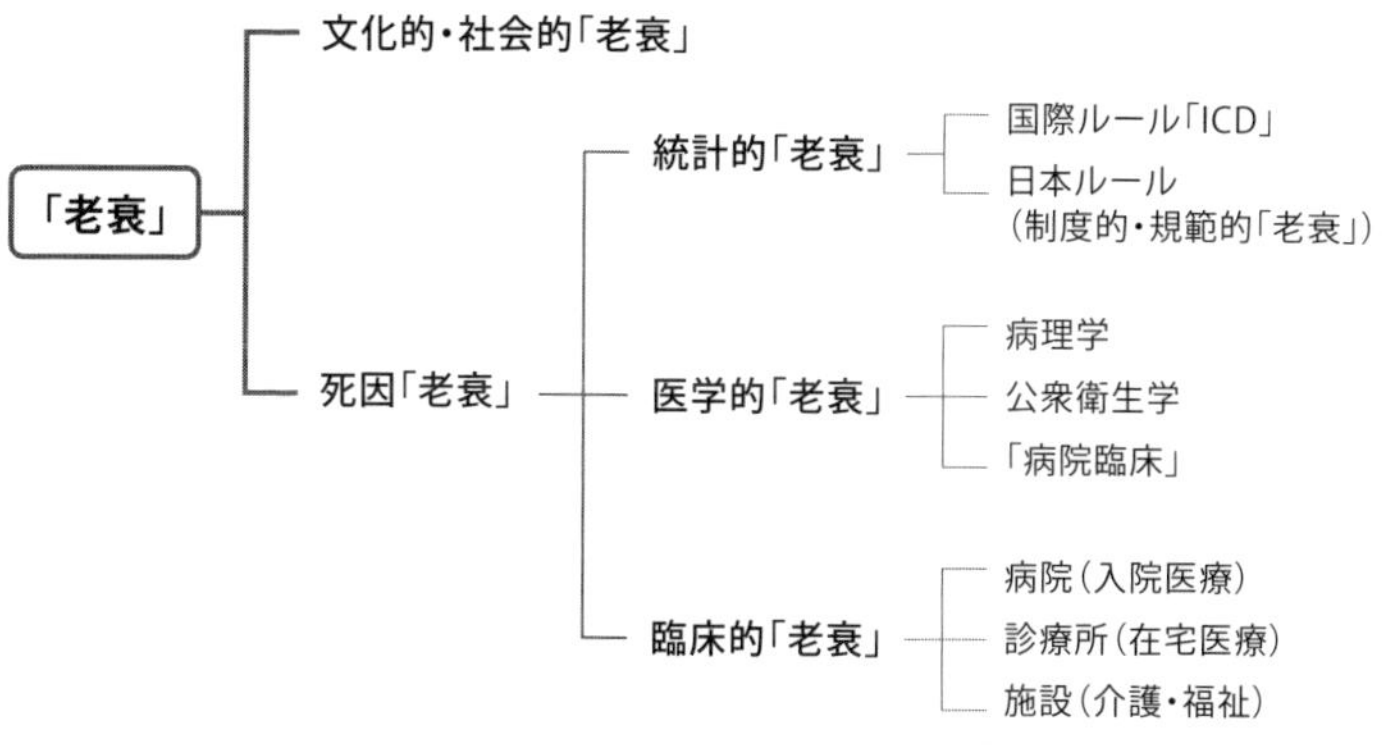

図１　「老衰」の構成図

「国際ルール」をもとにして日本の所轄官庁で「翻訳」されたものが「日本ルール」となり、これを制度的・規範的「老衰」と定義します。この二つはいずれも「公式統計」として、死因「老衰」概念を形成する基盤となります。

また、ICDという「国際疾病分類：international classification of diseases」の略称が頻繁に使われます。「国際死因分類」としてすでに使いましたが、正式名称は「疾病及び関連保健問題の国際統計分類」で、現在でも通称として「ICD」を用いることになっています。

②医学的「老衰」

基礎医学（病理学、公衆衛生学、法医学など）と「病院臨床」（主に老年医学）の言説を医学的「老衰」と定義します。この「老衰」言説は最も強い「専門性の基準」をもとにしており、医学論争としての要素を含みます。

下位カテゴリーとして、病理学、公衆衛生学と「病院臨床」の三つの領域から成り立ちます。

ここでの「病院臨床」とは、医学教育・医師の養成訓練機関としての、大学病院や研究機関およびそのような機能をもつ規模の病院を指します。

③臨床的「老衰」

直接的に文化的・社会的「老衰」の言説と交差する死因「老衰」診断の現場での言説を臨床的「老衰」と定義します。ここでの言説も、病院・診療所・施設という三つの下位カテゴリーから成り立ちます。

病院とは「入院医療」を、診療所とは「在宅医療」を、施設とは老人ホームでの「介護・福祉」を、それぞれ念頭に分類したものであり、それらの場での「老衰」言説を、臨床的「老衰」と定義します。

なお私は、「老衰」と「老衰死」を区別して用いています。「老衰死」とは、一定のパターン化された「老衰」による死を意味するからです。たとえば、統計的「老衰」では、「老衰」をデータとして扱っていますから、「老衰死」となります。また、老人ホームでの「自然な死」を希求して亡くなった場合も「老衰死」と表現しています。

つまり、「老衰死」では死という結果に重点がおかれ、「老衰」は死に至るまでの過程を含む概念としてとらえることになります。社会学的に表現すると、客観的事実として「老衰」をみた場合に「老衰死」と表記することになります。そのため、「老衰」が上位または広義の概念に、「老衰死」は下位または狭義の概念となるのです。

(二)「老衰」の時代区分

「老衰」の社会的構成・構造を横糸とすると、その形成過程すなわち歴史的な視点が縦糸となります。本書では、この過程を、まず死因分類前期（「医療化」前期）と死因「老衰」期（「医療化」時代区分）の二つに区分しました。

死因分類前期――「医療化」前期

死因「老衰」期――「医療化」時代区分

Ⅰ期（一九〇〇〜四五年）＝死亡原因「老衰」期

Ⅱ期（一九四五〜七五年）＝原死因「老衰」期

Ⅲ期（一九七五年以降）＝無視される「老衰」期

死因分類前期とは、「老衰」が「医療化」される前という意味で、文化的・社会的「老衰」の時期としても読み替えることができます。

死因「老衰」期は、それぞれの時期での死因「老衰」の取り扱われ方をもとに、死亡原因、原死因、無視される「老衰」期と、三つの「医療化」時代区分としました。

ただ、死因分類前期と死因「老衰」期とは明確な線引きでなく、Ⅰ期からⅢ期の移行も漸次的なものであり、おおよその年代区分です。

また、「医療化」時代区分の表記は、のちに述べるＩＣＤの死亡の原因（死因）規定の変遷をもとにしていますが、さらに疾病構造の変化、「老衰」粗死亡率の推移経過、死亡場所の病院化などの要因とも相関をもつものです。

「医療化」時代区分では、Ⅱ期がＩＣＤの大転換期であったことと、日本の人口動態統計の確立期であったために、この時期を中心に論じることになります。

三　「公式統計の成り立ち」と「『老衰』と診断する医師の『選択と決断』」

本論に入る前に、本書の主題とねらいを四つの疑問をもとに具体的に示しておきます。その疑問は「公式統計の成り立ち」、「『老衰』と診断する医師の『選択と決断』」という二本柱に収束し、いかにしてその問題を解くのか、ということになります。

(一)「公式統計の成り立ち」

平成二八年度人口動態統計月報年計(概数)の概要(厚生労働省)では、「老衰死」者数は九万二七五九人(男二万三〇六四人、女六万九六九五人)、全死亡者の七・一%を占め、死因の第五位となっています。

まずこの公式統計の問題からみてみます。

国際比較と国内比較の例をもとに、二つの問いが出されますが、この疑問に答えるには「公式統計の成り立ち」をみなければならないことになります。

①「日本は『老衰』大国、『老衰』では死ねないアメリカ」

表1は「老衰」死亡率の国際比較です。厳密には年齢調整死亡率(年齢構成の異なる地域間で死亡状況の比較ができるように年齢構成を調整した死亡率)で比較するのが最適なのですが、ここで

は粗死亡率（人口一〇万人のうち何人死亡したか、死亡数を人口で割った死亡率）で比較しても妥当性がみられますので、これ以降も後者の死亡率を用います。

男女ともに日本での「老衰」死亡率が圧倒的に高く、特にアメリカと比較しますと、男女とも二〇倍以上の「老衰」死亡率の差があります。死亡者の実数では、二〇〇五年のアメリカでの「老衰」死者数は四七二二人（死因総数の〇・一九％）です。それに対して、年度は違いますが日本では二〇一三年六万九七二〇人（死因総数の五・五％）となっています。すなわち、日本では死因の第五位を占めますが、アメリカでは死因の一二五位以下になっています。

表 1　「老衰」死亡率の「国際比較」

国名	老衰（R 54）	
	男	女
日本（2013）	**27.5**	**82.0**
スウェーデン（2012）	6.3	20.8
イギリス（2010）	5.2	21.6
フランス（2011）	2.9	9.8
ドイツ（2012）	1.5	5.4
アメリカ合衆国（2010）	**1.2**	**2.7**
カナダ（2011）	0.6	2.0
オーストラリア（2011）	0.2	0.8

出典：『国民衛生の動向（2015／2016）』を著者改変。（人口 10 万対）
R54 は「国際ルール」で「老衰」を表す記号

このデータからみても「日本は『老衰』大国、『老衰』では死ねないアメリカ」という表題には妥当性があります。医療の分野では、この公式統計をもとにした公衆衛生学の論文の多くは、日本は「老衰」の診断においては「後進国の段階」、または「医学の進歩」に遅れているという結論を出します。

しかし、このデータの解釈や結論が果たして正しいのかが、「医療問題」から「社会問題」への視点の転換になります。本書の副題にもなっていますが、本文を進めて行くことにより、明らかになります。

②なぜ「老衰」死亡率は地域差が大きいのか？

同じように国内比較についてみてみます。

「老衰」の死亡率は、死亡診断書をもとにし、厚生労働省（以下、厚労省）から公式統計として発表されます。私たちの死は、医師によってしか判断されません。死亡診断書と死亡届は各市区町村の戸籍係に提出されます。そして、患者→医師／病院→市区町村→保健所→都道府県→国→（国際）へと公式統計の成立の道筋がたどられます。

ここからは、公式統計の成り立ちを、国際比較、国内比較（市区町村）、医師へと、逆にたどることになります。

表2には、鹿児島県の四三の自治体の二〇一〇年度の主要死因別死亡率を、「老衰」死亡率の高い三自治体と低い三自治体をピックアップして示しています。

市町村別死亡率の差は、悪性新生物（癌）一・五倍、脳血管疾患で一・九倍、心不全約三倍です。しかし、「老衰」死亡

表2　市町村別粗死亡率

	老衰	肺炎	心不全	心疾患	脳血管疾患	悪性新生物
A町	**162**	177	74	236	133	488
B町	**144**	126	108	280	199	443
C市	**124**	266	113	266	251	364
D町	**51**	148	51	177	133	325
E町	**26**	259	138	311	216	346
F市	**13**	331	123	280	260	496

出典：鹿児島県「平成22年人口動態統計」より改変
（人口10万対.　少数点以下は切り捨て）

率は一二倍もあり、他の死因との差が明らかです。

そこで、「老衰」死亡率の地域差は、いろいろな医療指標（在宅死、病床数など）や「医療問題」の視点のみで、理解可能なのだろうかという疑問が出てきます。

ここまでの疑問に共通する問題は、公式統計の成り立ちです。国際比較、国内比較ともに、公式統計が客観的な事実として扱われていることへの疑問です。「老衰」の公式統計のどこに問題があるのかを解明するのが、本書の一本目の柱です。

（二）「『老衰』と診断する医師の『選択と決断』」

さらに、公式統計のもとになる死亡診断書を記載する医師にまでさかのぼってみます。「『老衰』と診断する医師の『選択と決断』」とは何か、が第二の柱です。そこでは、いかにしてその問題に焦点を当てるのかという、方法論の問題となります。

①死亡診断には「医師の個人差」がでる

最近は個人情報保護の面から、医師の患者診断内容についての医学的検討が困難になっています。よって、一九五〇〜六〇年代の「老衰」診断現場を分析した論文をもとに検討しました。
丸山（一九五八※）は、「長野市を中心とした三二名の開業医師へ、直接面談し」、脳卒中・心疾患・老衰死の診断比率を検討しています。（※カッコ内の数字は引用論文の発表年＝以下同じ）
医師三二人の死亡診断書を分析し、それぞれの医師の脳卒中・心疾患・老衰死の比率をみると、三病名の中で「老衰」と診断する比率が七二・五%から〇%に分布していたという結果が出ました。つまり、「『老衰』と診断する医師の『選択と決断』」には、大きな違いがみられたということです。丸山の結論は「老衰以外の死因が老衰に混入される割合は、都道府県によって異なる。これは恐らく、医師の個人差、住民の医学的教養の水準、医療の普及状態の相違が原因であろう」というものです。ここでは、死亡診断には「医師の個人差」が出ることに注目していますが、これは地域差の要因ともなります。

「老衰」診断では、個々の医師について差があるということは、そのほかの公衆衛生学の論文でもいわれ、それぞれ「医師のくせ」、「医師の慣習」という表現がなされています。「医師の個人差」・「医師のくせ」・「医師の慣習」という結論のままで、「『老衰』と診断する医師の『選択と決断』」は解決されるのでしょうか。

これが、私の三つ目の疑問となります。

次に、「『老衰』と診断する医師の『選択と決断』」に影響を及ぼすとされる「診療の場」を考えてみます。

② 「病院には『老衰』はない」

「病院には『老衰』はない」という表現に疑問を持たれると思います。しかし、それは一定の条件のもとでは事実なのです。

たとえば、「老衰」の死亡場所としての比率が増加している特養に勤める医師、中村（二〇一二）や石飛（二〇一〇）らは、自著の中で、病院勤務医時代には「老衰」診断の経験がなかったと言っています。

私の医師へのインタビュー結果でも、臨床系の二人の病院勤務医師は「老衰の死亡診断書」を書いたことはないと明言しています。また、八人の診療所の医師も全員が病院勤務医時代には「老衰」と診断をしたことはないと言っています。

これらのことより、「病院には『老衰』はない」はある一定の条件――教育や研修や研究をするような病院――では厳然たる事実として存在するように思います。

それでは、なぜ「病院には『老衰』はない」といわれるのでしょうか？　皆さんならどう答えますか？

四　視点を変える――「医療社会学」と「社会問題の社会学」へ

さて、これらの課題をどのように解決していくのかという視点が重要となります。私は、医学論文や医学雑誌などをもとに、これらの課題に対処しようとしましたが、それには限界を感じました。たとえば、国際比較での〝客観的な〟公式統計という前提に立つと、あれだけ差があれば「日本は『老衰』大国」、「後進国の段階」という結論しか引き出しえません。

それに対抗するには、公式統計そのものを問題とする視点が必要となります。すなわち、「老衰」の公式統計が成立する過程に妥当性があるのか、同じ基準で、場所や時代が変化しても信頼性があるのか、と問い返すことになります。また、数量だけで分析され、数値で表された「医師の個人差」とは何なのか、なぜ「医師の個人差」が出るのか、という問題には別の方法論が必要です。

医療の現場では、「老衰とはどのような病態」であるのかが議論の対象となることがほとんどです。また、すでに発表された公式統計や医学論文をもとに議論が進行します。ＮＨＫスペシャルや「取材班」の著書もそのような視点からのものと考えます。

公式統計からの数値をもとにしての議論は「医療問題」の範囲を抜け出せません。他方、「公式統計の成り立ち」や「『老衰』と診断する医師の『選択と決断』」を明らかにしようとすると、それは「社会問題」となってきます。本書では後者を議論しようとする立場をとっています。

（一）なぜ「病院には『老衰』はない」のか――「医療社会学」の答え

そこで、なぜ「病院には『老衰』はない」といわれるのかについて、「医療社会学」の視点をもとにして、解答を試みます。

一般的には、専門家集団で組織された病院は病気を治療するところ、救命をするところだから、当然、病院では「老衰」という病態はない、そして、このような病院には「老衰」患者がいないから「老衰」という病態を経験できない、と答えられます。

具体例として田畑（二〇一一）は、診療所から病院（研修指定病院）へ移った医師の発言として、次のような例を記載しています。

かつて地域医療を担っていたころは、私の死亡診断書には老衰という病名が半数以上あったように思います。山村で年老いて寝たきりになって自宅で看取った方は、みな老衰でした。一五年まえ、今の病院に移って、老衰という診断書はすぐに科学的でないと大変に批判されました。老衰であるという医学的な根拠を示せと。そのために「不詳の死」としているケースが増えました。もう一〇年以上、老衰という死亡診断書は書いていません。そろそろ老衰という死亡診断書が許される医療に戻りたいと考えています。

この事例の場合、前述の回答で納得できるのでしょうか。

病院は複数の医師の集団から成り立つ医療（「同僚依存型医療」）のもとに、「専門性の基準」に則って診断がなされます。他方、診療所は多くが個人診療形態で、患者や家族および地域との関係が深く（「患者依存型医療」）、医師の個人的診断基準（「個人的イデオロギー」）に則ってなされることも可能です。この診療形態の違いこそが「病院には『老衰』はない」ことの根本的理由であるとの答えが導き出されるのではないでしょうか。

これは病院組織としての「同僚依存型医療」、「専門性の基準」という概念からでないと見えてこない視点です。この視点は、アメリカの社会学者であるFreidsonの『医療と専門家支配』（1970＝1992）を参考にしています。また、この領域は「医療社会学」という分野で、医療組織・医療構造的な視点が要求されます。

このような視点をとることにより、医師個人の問題としてではなく、医療組織・医療構造からの「老衰」問題へと一般化でき、問題の本質に近づくのではないでしょうか。

（二）現場で医師はどのように考えるのか——方法論の変更

先に述べましたように、医師への直接面談でも、面談の方法論が違えば、その内容には大きな違いがみられます。丸山の面談の目的は、一人の医師の死亡診断での、「老衰」、脳卒中、心疾患の比率を検討し、その数量的分析の結果として「医師の個人差」という結論を引き出しています。

私も、病院、診療所勤務の一二人の医師に面談をしていますが、その方法は半構造化インタビューという方法論をとる質的研究でした。それは、インタビューの目的を、診断する医師の多様な価値観においているからです。

その中の五〇歳の開業医師が「老衰」について語ったことをまとめますと、次のような構造となりました。「　」内は対象医師の発言、（　）内は筆者の補足です。

▽非合理的言説

「本当は感覚ですね」、「癌も老衰のようなもの」、「保険の問題があるならば、肺炎と書く」

▽患者依存型診療的言説

「(患者さんの意思が) あればやりやすいですね」、「家族との話し合い (で決めます)」、「積極的処置をしないということで (家族が了解)」、「医師が老衰側に勧めても、(家族は) こない」

▽個人的イデオロギー的言説

「基本的には老衰で死ぬのが一番」、「安らかな死という感じ」、(死に対する考え)「俺だったら嫌だなと思いながら延命している」

▽思考の変化

「(老衰は) 病院では絶対あり得ない」、「開業前、全然老衰は書かなかった」

先ほどの「医師の個人差」というのが、非常に多くの場面に影響されている、ということが分かります。すなわち、アンケート調査のように数量的な分析ではなく、「『老衰』と診断する医師の『選択と決断』」という全体的な過程の中で、問題をとらえようとする研究方法です。「医師の個人差」とは何か、どうして個人差が出るのか、これは方法論を変えることによって解き明かせるのです。

（三）「医療化」という概念――「社会問題の社会学」へ

「老衰」の問題を考えるときに、「ことばと文化」について考えざるをえません。一般的に、医学用語は専門的な用語としてかなり厳密な定義のもとに使われます。

たとえば「癌」という医学用語・医学概念を考えてみます。「癌」というのは、①悪性腫瘍の総称、②特に、上皮性の悪性腫瘍、③比喩的に、機構・組織などで、取り除きがたい難点（『広辞苑』第六版）となっています。

本来、医学用語として定義された「癌」も、日常用語として用いられますが、そのことばは医学用語から借用したものであり、医学の文脈以外では、正確な意味をもっていません。したがって、死因「〇〇癌」は、ほぼ本来の医学的概念として定義されますので、診断する医師と診断を受ける側に、迷いはありません。

一方、「老衰」ということばは、歴史的・文化的な背景をもち、一般の人々も普通に使用する日常用語です。それを医学用語として借用する過程を「医療化」（かつては病気とみなされていなかった現象が病気とみなされるようになり、医療の管轄下で統制されるようになる過程を指す）といい、死因「老衰」となります。そのため医学的意味だけではなく、文化的・社会的意味を帯びて臨床の場に立ちあらわれることになります。

これは、市町村別死亡率の比較（表2）での死因「癌」では一・五倍、死因「老衰」では一二倍という結果を考えたときに、わかりやすいと思います。すなわち、「癌」の定義は明確で、医学的意味が主ですから、個々の医師の診断率に大きな差がみられないということです。

そして、「老衰」は「医療化」されることにより、両義性を帯び、多様に解釈され、「老衰」定義の曖昧さとして表現されることになり、一般的解釈や基準（世間）と専門的解釈や基準（医師）がかけ離れることになります。また「医師の個人差」、「個人的イデオロギー」の根拠ともなります。さらに、医療問題（医学的意味）とは別の視点、すなわち社会問題（社会的意味）としての視点が要求される根拠ともなります。

「老衰」を考えるには、「医療化」後の死因「老衰」だけを分析しても、その半分の意味は取り残されてしまうというのが私の主張です。よって、あとの半分、すなわち、「医療化」前の文化的・社会的「老衰」をとらえること、ここに医療問題から社会問題への展開があります。また、NHKスペシャルや「取材班」の視点は、「老衰とはどのような病態か」を主題としていますので、私の視点とは異なります。ただ、両者の視点をあわせて「老衰」問題を論じるべきだ、というのが私の考えです。

「医療化」は本書のキーワードですので、少し補足をしておきます。

「医療化」には、「医療化のプロセス」（「老衰」はどのように歴史的に扱われてきたのか）と「医療化の水準」（「医療化」の程度や「老衰」言説を医療関係者や人々がどのようにとらえているのか）

という二つの側面があります。「老衰の医療化」を検討するには、歴史社会学の視点が求められます。また、「医療化」とは、定義上の問題、すなわち誰によって集合的に定義され、いかなる帰結をもたらすのか（Conrad & Schneider, 1992 = 2003）でもあり、それは「社会問題の社会学」とのつながりに至ります。そして、根源的には「社会構成主義」の問題ともなり、「医療化」論は幅広い分野とのつながりの上に成り立っています。

（四）「医師（石）アタマ」の解体

さて、医師である私が、なぜ大学院の「人文社会学研究科」を選択したのか、その理由がおわかりいただけたと思います。尾藤（二〇〇七）は、「われわれ医師は、病態生理の従者である。王様である病態生理を主人として、因果律という絶対的な憲法を遵守して生きること、それが医療である」と述べています。

医師の経歴からいうと、私も四〇年間そういう訓練を受けてきていますから、頑固な「石アタマ」があるわけで、それを少しでも柔らかくするために社会学的視点の勉強をすることにしたのです。医学論文から始めた「老衰」の探究では、どうも全体像がつかめない、そこで社会学的な視点を加えることが必要不可欠になるということを申し上げました。

疑問点への回答はまだ不十分ですが、本書の中で少しずつ答えていくことにします。

なお本書でも多数の文献を引用します。社会学ではいろいろな概念が先行研究で明らかにされています。その概念を私は「老衰」の構成を論じる中で転用しています（紙面の都合で転用の過程を詳しく述べることはしておりません）。

第一章　統計的「老衰」――「公式統計の成り立ち」

一　死因「老衰」の全体構造

「老衰」の構成図（図1）では、平面的に死因「老衰」をとらえていますが、「王様は病態生理」と指摘したように、医療の現場では階層性をもった「老衰」構造として機能します。

死因「老衰」の全体構造を示したものが図2です。

社会学では「社会における地位、富、勢力、威信、学歴など、一般的には社会的資源と呼ばれているものの分布状態のパターンを階層構造」といいます（濱嶋朗・竹内郁郎・石川晃弘編『社会学小辞典』二〇〇五、有斐閣）。構造とは、社会の中では「地位・役割・制度・価値という個人の行為を統制する規範要素がもちだされる」ということを意味します（『社会学小辞典』）。図2でいえば、下から上方向の権威関係が存在し、その相互関係のもとに死因「老衰」言説がおかれています。

一番下の国際疾病分類（ＩＣＤ）をもとにした「国際ルール」が統計的「老衰」であり、死因「老衰」の基底構造となります。その「国際ルール」をもとにして「日本ルール」は作成されて、制度的・規範的「老衰」として厚労省の管轄のもとにできあがっていきます。

その上に、「専門性の基準」という権威をもつ医学的「老衰」が位置づけられます。医学的「老衰」と制度的・規範的「老衰」には相互関係があります。「日本ルール」を決定するのは専門家集団であり、それは医学的「老衰」の「専門性の基準」との綿密なつながりがあるからです。

そして、実際の医療の現場では、「専門性の基準」は存在しますが、同時に文化的・社会的「老衰」と交差します。それを臨床的「老衰」としています。診療所の医師も特養の医師も、日本の医学教育・研修制度からは、統計的「老衰」、制度的・規範的「老衰」を含めた、医学的「老衰」概念を身につけて、臨床の現場に立っています。

なお、ピラミッド型には、世界保健機関で勧告される「国際ルール」が、次第に上層に行くに従って、その概念が「みえなくなる」ことも含まれています。

この死因「老衰」の全体構造を念頭において、各階層の「老衰」言説を具体的にみていくことにします。

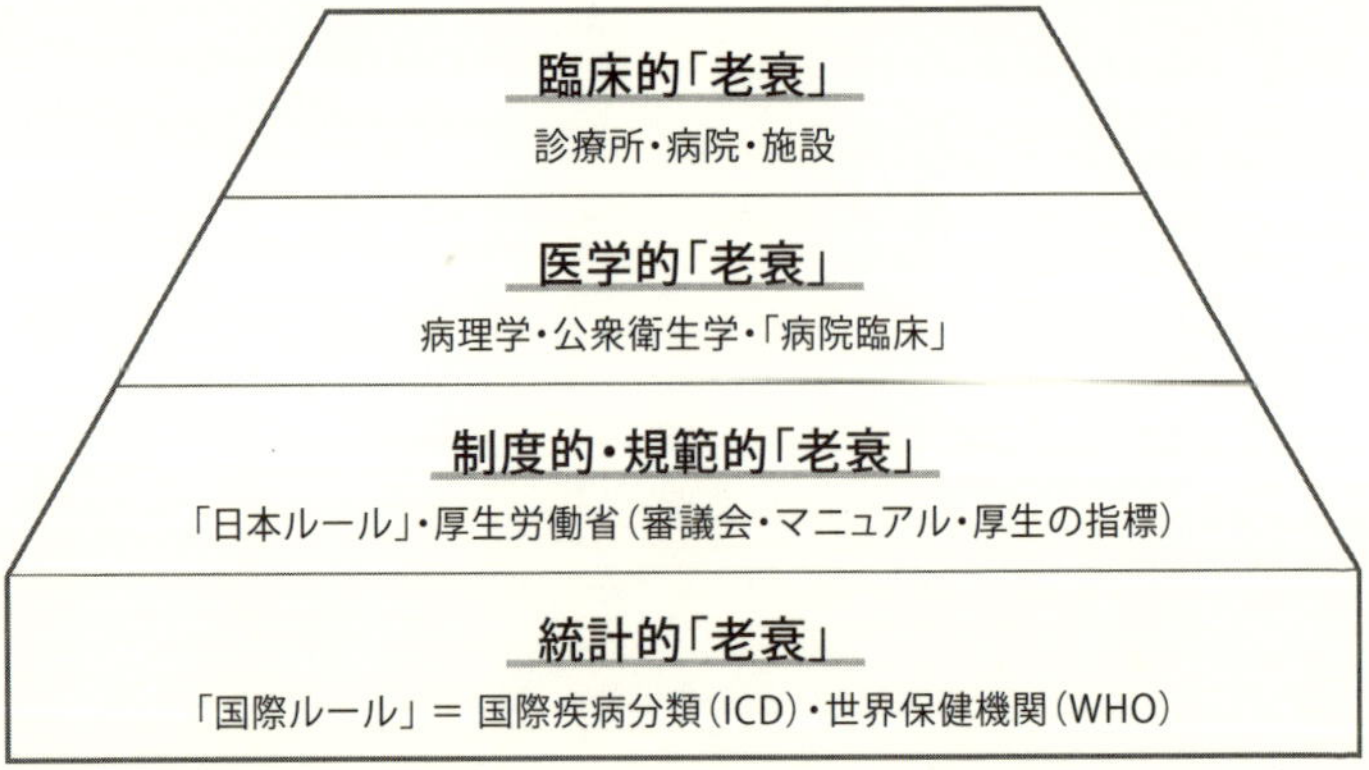

図2　死因「老衰」の全体構造

二　統計的「老衰」の成り立ち

（一）「国際ルール」は死因分類から始まった

「老衰」の理解にはＩＣＤ（国際ルール）の歴史をたどることなしには語れません。しかし、ＩＣＤには、その初期段階を含めると、約一五〇年の歴史があるので「老衰」にかかわる要点のみを示します。資料は、専門家以外にはあまり目に触れられない厚生労働省大臣官房統計情報部編『疾病、傷害および死因統計分類提要　ＩＣＤ‐10（二〇〇三年版）準拠　第1巻　総論』（以下『分類提要』）です。

▽ＩＣＤの利用の歴史と展開

初期の分類では、ただ死因のみが取り扱われていたが、一九四八年の第六回修正において、死に至らない疾病が含められるよう拡張された。

▽目的および適用範囲

ＩＣＤのもともとの利用法は、死亡登録時に記録された死因を分類することであった。その後、その範囲は疾病の診断を含めるまでに拡大された。

このように、ＩＣＤは死因の分類から始まります。

わずか一七九の詳細死因分類、三五の簡易死因分類から始まったＩＣＤは、目的および適用範囲の拡大により、現在では「疾病、傷害および死因分類」となり、二二章（大分類）、三桁分類（中分類）、四桁分類（小分類）をあわせて約一万四〇〇〇に達します。

ＩＣＤの国際所轄官庁（国際統計協会→国際連盟→世界保健機関と推移）からの勧告を、各国は自国に適応した分類として作成しますが、日本は第一回の一九〇〇（明治三三）年から参加し、その勧告を受け入れてきています。

さて、死因分類として始まったＩＣＤは、ＩＣＤ‐６（一九四八年）以降に大きく変化しました。ＩＣＤの目的が「死亡の原因」から「疾病・傷害」へ、さらに「疾病及び関連保健問題」へと、変化してきたからです。すなわち、「死亡の原因」から「死亡の防止」（保健問題）へと変化してきたのです。この過程で、「老衰」の〝数奇な運命〟が決定されていきます。

(二) 死因「老衰」の〝数奇な運命〟――「老衰」分類の変遷

ＩＣＤの歴史、すなわち「国際ルール」の修正過程で、死因「老衰」はどのように取り扱われてきたのでしょうか。ＩＣＤ‐１からＩＣＤ‐10までの死因「老衰」分類の変遷を、表３に要約しました（「老衰」を網かけにしています）。

まずＩＣＤ‐１からＩＣＤ‐３までは、死因「老衰」は全身病と老年の下位カテゴリーとして分類されました。それが一九二九年のＩＣＤ‐４では、死因「老衰」として大分類に格上げされました。ところが一九四八年のＩＣＤ‐６で、大きな変化が生じます。

その間の事情を、厚生統計協議会の死因分類部会長渡辺定（一九六五）は、一九四八年のＩＣＤ‐６で革命的修正が行われたと、次のように述べています。

> 大分類でもまず大きな出来ごととして「老衰」という診断は学問的でない、だいいち解剖してみて、ほんとうに老衰で死んだと思われる例は見たことがない、とまで極言する学者もあり、必ず何か直接の死因となる原因があるものだという次第で、老衰はその他の診断名がしっかりしていない死因と一緒にさせられた。

表３　死因「老衰」分類の変遷

国際 分類	大分類 章	中分類	小分類
1900 年 ICD-1	2　全身病	第 39　老衰	
1920 年 ICD-3	13　老年	34　老衰	164　老衰
1929 年 ICD-4	XVI　老衰	78　老衰	162　老衰 （イ）老耄性痴呆ヲ伴フモノ （ロ）老耄性痴呆ヲ伴ハザルモノ
1938 年 ICD-5	XVI　老衰	39　老衰 老年	162　老衰 (a) 老人性痴呆の記載のあるもの (b) 老人性痴呆の記載なきもの
1948 年 ICD-6	XVI　症状、老衰及び診断名不適当の状態	790-795　：老衰及び診断名不適当の状態	794　精神病の記載のない老衰
1965 年 ICD-8	XVI　症状及び診断名不明確の状態	790-795　：老衰及び診断名不適当の状態	794　精神病の記載のない老衰
1989 年 ICD-10	XVIII 症状、徴候及び異常臨床所見・異常検査所見で他に分類されないもの	R50－R69 全身症状及び徴候	R54　老衰

出典：『ICD-100 年』をもとに筆者作成

ＩＣＤ‐７までは大分類に名をとどめていた「老衰」は、ＩＣＤ‐８では中分類に、そして、一九七五年のＩＣＤ‐９では小分類とのみ表記される運命となりました。

これらの背景には、疾病構造の大きな転換や医療技術・医学の発達があることは、論を待ちません。しかし、この死因「老衰」分類の変遷の歴史をたどることにより、「国際ルール」での死因「老衰」の位置づけが明らかになります。

さらに、死因「老衰」がどのような〝数奇な運命〟をたどったのかは、のちに述べます。

(三)「国際ルール」の目的は「死亡の原因」から「死亡の防止」へ

ＩＣＤの目的が「死亡の防止」となり、死亡原因（死因）の定義が変更されています。つまり、死亡原因から「原死因」への定義の変更です。死亡原因と「原死因」の定義の要点を、『分類提要』に沿って示します。

①死亡原因（死因）（causes of death）の定義

死亡診断書上に記載される死亡原因〈死因〉を、「死亡を引き起こしたか、その一因となったすべての疾病、病態または損傷およびこれらの損傷を引き起こした事故または暴力の状況」と定義した。

②原死因（underlying cause of death）の定義

死亡の防止という観点からは、病的事象の連鎖をある時点で切るか、ある時点で疾病を治すことが重要である。また、最も効果的な公衆衛生の目的は、その活動によって原因を防止することである。この目的のために、原死因を次のように定義した。

（a）直接に死亡を引き起こした一連の事象の起因となった疾病もしくは損傷

（b）致命傷を負わせた事故もしくは暴力の状態

第六回修正会議までは、「死亡の原因」のみが記載されたのですが、その後は、死亡に関係したすべての事項（死亡原因）を記載し、起因となった疾病（「原死因」）を選択するというルールが確定されました。つまり、一通の死亡診断書からは、一つの病名＝「原死因」となります。文章のみでは理解がしづらいと思いますので、次の死亡診断書の項で具体的に説明します。

（四）死亡診断書の国際様式の変更——「死亡の原因」欄

死亡原因から「原死因」への変更は、WHO総会によって勧告された死亡診断書様式を採用することにつながります。ICD‐6で死亡診断書の国際様式が提示され、その後ICD‐10（一九九〇年）で改正案が勧告されました。

①日本の死亡診断書様式の歴史

ここで、日本の死亡診断書の歴史をたどってみます。

まず、序章で述べた明治七年の「医制四十五条」にその内容が記載され、次のように要約されます。治療中の患者が死亡した場合、医師は三日以内に、①死亡病名、②経過日数、③死亡原因（例として、虚脱、痙攣、窒息など）を届け出る。届け出には、医師の姓名、診断の年月日をつけて、押印して警務取り締まりに出す、という手順です。

つまり、死亡病名―胃癌、死亡原因―呼吸困難、とだけ書かれていたと考えられ、経過中の病態を記入する必要はなかったのです。診断した医師の裁量により、死亡病名と死亡原因を届け出ることが義務づけられているのみです。のちに述べる「一連の事象」の記載はなく、医師は「すべての疾病、病態」を記載する必要がなかった、と解釈されます。

その後、わが国における死亡診断書の第一回の抜本改革は、昭和二一年「人口動態統計改善委員会」で審議されました（厚生労働大臣官房統計情報部編、二〇〇一「国際疾病分類（ＩＣＤ）１００年」、以下『ＩＣＤ－１００年』）。

第二回の抜本改正は、一九九〇年の第四三回世界保健総会での提案により、「死亡の原因」欄が四つに増え、日本でも「死亡診断書等検討委員会」を設置して審議し、その勧告にもとづく省令の一部改正を行い、最新のものは一九九五年一月から用いられています。

②「死亡の原因」欄

日本で現在使われている死亡診断書をもとに「原死因」とは何かをみていきます。

死亡診断書の国際様式は、「死亡の原因」Ⅰ欄、Ⅱ欄のみが「国際ルール」で統一されています。そして、「Ⅰ欄は、直接に死を引き起こした一連の事象に関連した疾病に対して使用され、Ⅱ欄は、関連はないが寄与した様態に対して使用」されます。

このような、勧告を基に作成されたのが図3の日本の死亡診断書における「死亡の原因」および「死因の種類」欄です。

具体的には、死亡原因が一つしかない場合は、Ⅰ欄（ア）の記載だけ

死亡の原因 ◆Ⅰ欄、Ⅱ欄ともに疾患の終末期の状態としての心不全、呼吸不全等は書かないでください ◆Ⅰ欄では、最も死亡に影響を与えた傷病名を医学的因果関係の順番で書いてください ◆Ⅰ欄の傷病名の記載は各欄一つにしてください ただし、欄が不足する場合は（エ）欄に残りを医学的因果関係の順番で書いてください	Ⅰ	（ア）直接死因		発病（発症）又は受傷から死亡までの期間 ◆年、月、日等の単位で書いてください ただし、1日未満の場合は、時、分等の単位で書いてください （例：1年3ヵ月、5時間20分）	
		（イ）(ア)の原因			
		（ウ）(イ)の原因			
		（エ）(ウ)の原因			
	Ⅱ	直接には死因に関係しないがⅠ欄の傷病経過に影響を及ぼした傷病名等			
	手術	1無　2有	部位及び主要所見	手術年月日	平成 昭和　年　月　日
	解剖	1無　2有	主要所見		
死因の種類	1病死及び自然死 外因死　不慮の外因死｛2交通事故　3転倒・転落　4溺水　5煙、火災及び火焰による傷害　6窒息　7中毒　8その他｝ その他及び不詳の外因死｛9自殺　10他殺　11その他及び不詳の外因｝ 12不詳の死				

図３　死亡診断書 ―「死亡の原因」および「死因の種類」欄

で十分です。複数の死因（複合死因）がある場合には、直接死因が（ア）欄に記載され、起点となる先行原因が最後に記載され、（イ）および（ウ）欄には中間的に介在する原因が記載されます。例として乳がん患者が肺塞栓で死亡した場合があげられています。それは、（ア）肺塞栓、（イ）病的骨折、（ウ）大腿骨の続発性癌、（エ）乳癌、となっています（『分類提要』）。

すなわち、直接死亡原因が肺塞栓で、その原因が病的骨折、その原因が続発性癌、その起因が乳癌で、これが「原死因」（「（a）直接に死亡を引き起こした一連の事象の起因となった疾病」）ということになります。ここでは（ア）から（ウ）までが死亡原因となり、「死亡を引き起こしたか、その一因となったすべての疾病」の状況となります。

次に問題となるのは、Ⅰ欄に複合死因やⅡ欄の記載があった場合の、「原死因」選択の問題です。

三 統計的「老衰」の運命――「『老衰』は無視せよ」

死亡診断書に複数の死因が記載された場合（複合死因）、「原死因」を選択する基準は、明確にルール化されています。つまり、複合死因→一般原則→選択ルール（三項目）→修正ルール（六項目）を適用して、「原死因」を最終的に決定することになります。

「複数の死因が記載された場合は、原死因選択の第一歩は、一般原則または選択ルール（1、2および3）を適用」する。つぎの段階は、「修正ルールAからFのうち一つ以上のものが、適用されるかどうかを決定すること」であるとされています。

煩雑なルールは『分類提要』に譲りますが、「老衰」の運命を決定づけるのは、最後の修正ルールAの中にあります（ゴシック体は筆者）。

▽修正ルールA　**老衰**およびその他の診断不明確の病態

選ばれた死因が不明確である場合や、死亡診断書に記載する上で他に分類される病態である場合には、その不明確な診断名が**記載されなかったもの**として、死因を選びなおす。

▽修正ルールの例

例：（ア）心筋変性症

（イ）肺気腫

（ウ）老衰

心筋変性症にコード化する。一般原則により**老衰が選ばれるが、これは無視**してルール2を適用する。

つまり、死亡診断書に二つ以上の死因が記載された（複合死因）中に「老衰」があるときは、「老衰」は「記載されなかったもの」とするか「無視」するという規定がなされています。これがＩＣＤの規定であり、そのルールの上に公式統計、すなわち統計的「老衰」や制度的・規範的「老衰」は成り立っていることになります。

単独死因として「老衰」が記載されている場合は、統計に計上されますが、複合死因として「老衰」が記載された場合は無視され、原則的には統計には計上されません。つまり、①（ア）老衰、②（ア）肺炎（イ）老衰、③（ア）心筋梗塞（イ）肺気腫（ウ）老衰、と記載された診断書では、①のみが公式統計に「老衰死」として計上されることになります。

この修正ルールからみると、「日本は『老衰』大国」や公衆衛生の結論「後進国の段階」は、必ずしも正確とはいえません。また、国内比較においても、この「国際ルール」が適用されているので、必ずしも「老衰死」統計と医師の「老衰」診断結果とが一致するとは限らないということになります。

死因「老衰」を論じるとき、この修正ルールの存在と意味を確認することなしには、「老衰」問題の本質には近づくことはできません。しかも、この規定はどれほど周知されているのでしょうか。特定の専門家のみが知り、多くの医師、国民は知らず、「みえない制度」といえます。

このように「国際ルール」としての「公式統計の成り立ち」を知ることで、「老衰」の新たな視点が得られるものと考えます。

第二章　制度的・規範的「老衰」の成り立ち

「国際ルール」は、修正国際会議での審議・勧告を経て、各国がそれぞれ適用するようになっています。日本も、第二次世界大戦前後の混乱期を除いて、それを適用しています。ここからは、「日本ルール」の成り立ちを、特に戦後を中心に行政関連の資料をもとにたどることにします。

一 「国際ルール」から「翻訳された日本ルール」へ

WHOによるICDの勧告を日本は適用しますが、その適用の基本は、あまり知られていない出版物『分類提要』の中にあります。そこには、「日本語版翻訳権は世界保健機関の事務局より日本国厚生労働省に対して与えられており、翻訳の正確性については当省〈統計情報部〉がその責を負うものである」と記載されています。

こうして、行政は「国際ルール」を翻訳し、協議会・審議会に提示します。それらの審議・答申を経て、法的な整備が行われて、告示・施行され、「日本ルール」として制度化・規範化されていくのです。

「国際ルール」から「日本ルール」への過程を、「翻訳された日本ルール」としています。ここで「翻訳」に注目するのは、「老衰」の定義や解釈——医学的意味と文化的（社会的）意味——が各国で違っており、「ことばと文化」を背景にした「医療文化」の相違という問題に発展すると考えるからです。

日本の人口統計制度の概要と評価

医制の発布が明治七（一八七四）年、ＩＣＤの受け入れは第一回の明治三三（一九〇〇）年からであり、その後の制度化・規範化はどのように行われたのかが問題となります。

資料から、人口動態調査を行う管轄省の推移は左記のようになります（厚生省、『医制八十年史』一九五五）。

明治六年	明治八年	昭和一三年	平成一三年
（一八七三年）	（一八七五年）	（一九三八年）	（二〇〇一年）
文部省医務局 →	内務省衛生局 →	厚生省 →	厚生労働省（厚労省）
		一九四五～一九五二年 （ＧＨＱ公衆衛生福祉局）	

では、戦前の日本の人口統計は、どのように評価されたのでしょうか。

昭和二〇～二七年四月の間、ＧＨＱ（連合国総司令部）は公衆衛生福祉局を通じて、厚生省の指導を行っています。当時の公衆衛生福祉局長Sams（1962=1986）は、「日本では私が述べたような統計資料の有効な利用方法、すなわち統計資料を医療問題の吟味、疾病の予防・治療対策などのプログラム作成のための道具として利用することはできなかった」。「まずわれわれは罹患率と死亡率の報告システムという土台を築くことから着手しなければならなかった」と述べています。

そして、一九四五〜五二年まではGHQの指導のもと、厚生省による制度面の確立と、死亡統計の規範化が進む時期です。厚生省は、次のように人口動態統計の整備期と位置づけています。「同年（昭和二二年）九月人口動態調査事務が当時の総理庁統計局から移管されるに及んで、ここに初めて近代的衛生統計機構の礎石が築かれることとなった」（『医制八十年史』）。

日本は、ＩＣＤ‐１から参加していますが、近代的衛生統計機構の礎石は戦後に築かれ、整備されていくことになります。以下では、この歴史過程を、死因「老衰」期の「医療化」時代区分をもとに、検討していきます。

二　「老衰」の「医療化」の流れ

「老衰」の時代区分は、「医療化」の前後で二区分しています。「医療化」は、その「プロセス」と「水準」という二つの視点から解き明かす必要があり、それは「歴史社会学」の視点であり、「社会問題の社会学」へ発展します。

この章では、制度やルールの変遷を主にした「医療化」の歴史過程（プロセス）が中心となっていますが、その中には「医療化の水準」（「老衰」言説をどのように、医療者や人々はとらえているのか）も含まれています。

前章の論議をもとにして、「医療化」時代区分を、ＩＣＤの目的の変更、死因「老衰」分類の変更、所轄官庁の変遷、および「老衰」死亡率のパターンを加えて表４に示してあります。

Ⅱ期が日本の人口統計の整備期であり、しかも、ＩＣＤの重要な修正の時期でもあったので、本書もこの時期が中心となります。

（一）Ⅰ期（一九〇〇～四五年）＝死亡原因「老衰」期
――衛生の理想

Ⅰ期では、死亡原因として「老衰」が「医療化」されますが、のちにみるように、この四五年間は「老衰」死亡率の減少はみられません（高率平坦型）。つまり、「医療化」は徹底されていないと判断されます。その根拠は、前述のSamsの評価のように、医療統計としての役割がなかったことによります。

また、人口統計の当初の目的と切り離すことができません。厚生省公衆保健局衛生統計課長曾田（一九四八）は次のように述べています。

表４　死因「老衰」の「医療化」時代区分

時代区分	第１期 1900～45年	第Ⅱ期 1945～75年	第Ⅲ期 1975年～
時代区分	死因「老衰」期	原死因「老衰」期	無視される「老衰」期
ICDの目的	死亡原因の分類	疾病・傷害の分類	疾病及び関連保健問題
ICDでの「老衰」分類	大分類（主見出し）	中分類（副見出し）	小分類（牽引項目）
管轄省	内務省	厚生省	厚生省―厚生労働省
「老衰」死亡率	高率平坦型	急峻減少型	低率持続型

人口統計は、古くより徴貢、徴税、徴兵等の目的の為に、国内の人口を凡て戸籍に載せ、これを計数したのが其の端初をなすもので、〔中略〕国家経済及び国防の用に資することを当初の目的としたものであるということが出来る。

このような制度面の限界と同時に、衛生行政の方針も影響していたと思われます。それは「衛生行政は内務省より新設の厚生省に移管された」のですが、その当時の厚生省予防局長高野（一九三九）が、次のように述べているからです。

死亡原因の中に老衰と云ふのがあり、可なり上位を占めてゐるが、之は結構なことであつて、人間生まれる以上全部老衰に到って死亡するのが衛生の理想である。老衰のみが唯一の死亡原因となることは困難であるとしても、之が死因の第一位であり、最大死因であることを目標として醫学は進むべきである。

このように、戦前期の行政組織は、人口統計や死亡統計を「医療問題の吟味、疾病の予防・治療対策などのプログラム作成のための道具として利用する（Sams　1962=1986）」こととしてはとらえていません。また、「老衰」は衛生の理想であるのが行政幹部の評価であり、「医療化の水準」としては、死因「老衰」前期の状態のままであったともいえます。

（二）Ⅱ期（一九四五～七五年）＝原死因「老衰」期
――人口動態統計の整備期

この時期の所轄官庁は厚生省であり、明確な目的のもとに人口動態統計の整備を行っていきます。その状況は、次のようになります（『医制八十年史』）。

人口動態調査の主な目的は二つある。即ち、第一は人口静態統計と相ならび人口の動きを調べて人口問題の基礎とするものであり、第二は死因統計の計析によって衛生行政の基礎とするものである。〔中略〕ところが、終戦後、第一の目的はもとより軽視すべきではないが、第二の目的により重点をおくべきであるとする米英的な考え方が優位を占めるに至り、厚生省に移管されたのである。

「国際ルール」はＩＣＤ‐５（一九三八年）からＩＣＤ‐６（一九四八年）への転換時期で、死亡診断書の国際様式の決定、「原死因」および死因修正ルールが確定された時期で、現在のＩＣＤの根幹形成期です。日本では、一九四五～五二年まではＧＨＱの指導のもと、厚生省による制度面の確立と、死亡統計の規範化が進んだ時期です。厚生省は、当時を人口動態統計の整備期と位置づけたことは述べました。それでは、具体的に「老衰」にかかわる組織や委員はどのようになっていたのでしょうか。
このような戦後混乱期の、わが国のＩＣＤ適用の状況を、当時の厚生省統計情報部計析課の上田フサは、『統計情報部50年史』（厚生省、一九九九）の中で、次のように述懐しています。

この作業の背景には、ＧＨＱの指令、人口動態統計の厚生省への移管などの諸要因があったと思われるが、行政機関として、かなりの規模の医学界、行政機関関係の最高責任者で構成された厚生省「疾病傷害及び死因統計分類審議会」が設置され、内容例示作成には各委員所属の医局へ、医学用語の検討は、日本医師会、日本医学会、医学用語委員会に依頼、答申のＩＣＤは政令として規定され、〔以下略〕た。

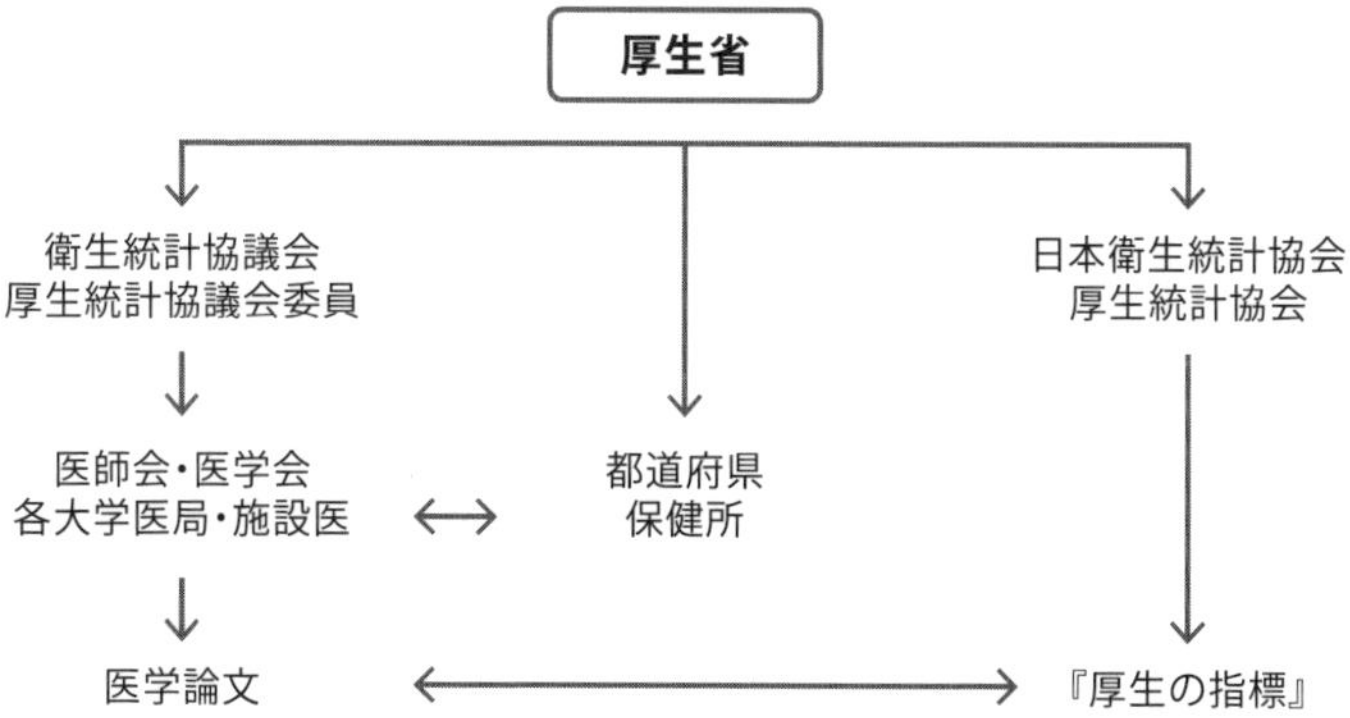

図４　厚生省の情報伝達体制

このように上田が述懐した厚生省管轄時代の死因「老衰」の情報伝達を、図4のように簡略化して示します。中央には厚生統計協議会などがおかれ、「疾病、傷害及び死因統計分類審議会」はわが国に採用すべき事項を審議することになります。また、日本衛生統計協会——のちに厚生統計協会——を創設し、雑誌『衛生統計』（のちに、『厚生の指標』）を昭和二三年一月に創刊しています。なお、地方への働きかけは保健所が中心となったことはのちに述べます。

このⅡ期こそが、「老衰」の「医療化」が徹底されていく時期でした。よって本書が中心的に検討する時期でもあります。そしてこのⅡ期において、「老衰」死亡率の急激な低下がはじまるのです（急峻減少型）。

それでは、「日本ルール」の整備期に「国際ルール」の決定過程はどのように評価されていたのでしょうか。その間の実情を、第八回国際疾病分類修正会議（一九六五年）に参加した、当時の厚生省統計調査部長中原（一九六五）は、次のように記述しています。

「出席者はやはり衛生統計関係の行政部局医系の人々が主」であり、「この会議で主役をなす主な国々は欧米の諸国である」ので、「審議は大項目毎に逐条審議が行われたが案外に時間をかけずに進捗するのには驚いたものである」。そして、「所謂先進国の発言が多く、やはり医学水準が物をいっているという感じであった」というのが結論です。

中原からみると、ＩＣＤは欧米の医学水準により分類決定が行われ、欧米の概念が先行していたことになります。よって「国際ルール」と「日本ルール」とが完全に同一のルールや概念を共有しているという前提には留意する必要があります。ここに国際比較や翻訳の問題がひそむことにもなるからです。

さて、このような煩雑な組織体制や情報の伝達体制に私がこだわるのは、「老衰」の病態よりも、どのようにして「老衰」言説、死因「老衰」の統計が成り立っていくのかという「歴史社会学」の視点をとるからです。さらに、のちに述べる「社会問題の自然史」モデルとも関係してくるからです。

(三) Ⅲ期(一九七五年〜)=無視される「老衰」期
——制度・規範の確立

死因「老衰」分類の変遷(表3)にみるように、一九七五年に勧告されたICD‐9で、「精神病の記載のない老衰」という小分類のみの表記となりました。そして、一九八九年に勧告されたICD‐10の表題は「疾病及び関連保健問題の国際統計分類」となり、その中で小分類「老衰」とのみ表記されることになります。

この時期(一九七五年)を境に、日本では在宅死から病院死への比率が増大していきます。そして、のちにみるように「老衰」死亡率は緩やかに低下していき、最低の比率までに至ります(低率持続型)。表面上は、「老衰」の無視という「国際ルール」が達成された時期とみることもできます。

また、厚生省の組織体制は確立し、二〇〇一年には厚生労働省となっています。

現在のICD‐10の審議は、厚生統計協議会第四部会「疾病、傷害及び死因統計に関する部会」

で行われ、その後、平成一六年からは社会保障審議会統計分科会の下に、医学の各分野について専門知識を有する学識経験者で構成する「疾病、傷害及び死因分類部会」が設けられています（『分類提要』）。なお、現在はＩＣＤ‐11への改定作業も行われています。

いずれにしても、厚労省のもとにある審議会で専門家によって審議され、そして勧告されます。厚労省がそれを法制化して告示し、施行することにより、制度化が進むことになります。この過程は、「老衰」概念が国家で定義され、国家の規範性を伴う制度として承認されることになるとも言えます。

三　医師への周知徹底

さて、中央で審議・勧告・法制化の道をたどって翻訳された制度的・規範的「老衰」の内容は、どのようにして医師へ伝えられたのでしょうか。

統計データのもとになる死亡診断書の記載は医師の専決事項ですから、厚生省は医師への周知徹底を図るため、リーフレットやパンフレットなどを、ＩＣＤの修正の度に発行しています。それを『統計情報部50年史』から抜粋します（ゴシック体は筆者）。

▽ＩＣＤ‐６：昭和二五〜三二年（一九五〇〜一九五七）

＊會田長宗、一九五〇、「国際疾病・傷病及び死因統計分類の改正にあたり臨床医家へのお

願い」日本医師会雑誌　24（1）．（＊厚生省衛生統計調査部長）

▽ＩＣＤ‐８：昭和四三〜五三年（一九六八〜一九七八）

「新分類の実施に当たっては、その普及、**周知徹底**のため、〔中略〕責任者である**保健所**長、医師、歯科医師、助産師及び県・保健所衛生統計職員に対して講習会を行い、特に医師、歯科医師、助産師に対しては、リーフレット「死亡診断書・死産証明書・出産証明書の書き方」を無料配布し、「疾病傷害死因統計分類」のパンフレットを発刊した」

▽ＩＣＤ‐10：平成七〜一七年（一九九五〜二〇〇五）

前回と同様に**保健所**長等に対して都道府県ごとに講習会を実施し、〔中略〕「厚生の指標」等の雑誌に解説を掲載してその普及、**周知徹底**を図った。＊山本綾子ら、一九九六「ＩＣＤ‐10適用及び死亡診断書改訂の死因統計への影響について」厚生の指標43（＊厚生省大臣官房統計情報部人口動態統計課課長補佐）

厚生省は改定の度に、保健所を通じて医師会への働きかけ、医師への指導を行っています。医学会雑誌や『厚生の指標』などを通じて、ＩＣＤの変更の解説も行っています（図４参照）。特に、衛生統計医師必携・死亡診断書の正しい書き方・死亡診断書（死体検案書）記入マニュアルなどを医師に無料配布して、その周知を徹底していることがわかります。

このように制度が整備され、医師への周知徹底が図られたことにより、時代区分Ⅱ期（一九四五

〜七五年）の間に「老衰」の粗死亡率は急激に低下します。この時期は、「国際ルール」は自明性を帯びて、次第に制度化された「日本ルール」が前面に出る形で、医師への周知徹底がなされていく時期です。そこでは「死亡の防止」というＩＣＤ本来の目的が前景化してきます。

四　制度化・規範化の集大成――「死亡診断書記入マニュアル」

医師への周知徹底は、衛生統計医師必携、死亡診断書の正しい書き方、死亡診断書・死産証明書・出産証明書の書き方、死亡診断書（死体検案書）記入マニュアルを中心にして行われました。

このような歴史過程を経て、現在用いられている死亡診断書（死体検案書）記入マニュアル（以下、「記入マニュアル」）は制度化の集大成となります。その具体的な記載要領は、厚労省のホームページに、「死亡診断書（死体検案書）記入マニュアル　平成二四年版」として公表されています。なお、平成二九年版が公表されていますが、「老衰」に関する基本的事項に変化はありません。

この文書の要点と死因「老衰」に関する項目を以下に抜粋します。番号、記号は無視しています。また「老衰」に関する部分は筆者がゴシック体としています。

『死亡診断書（死体検案書）記入マニュアル　平成二四年版』抜粋

▽死亡診断書（死体検案書）の意義

○人間の死亡を医学的・法律的に証明する。
○我が国の死因統計作成の資料となる。
▽作成に当たっての留意事項
○死亡の原因
厚生労働省大臣官房統計情報部では、「死亡の原因」欄の記載内容を基に世界保健機構（WHO）が示した原死因選択ルールに従って、「原死因」を確定し、死因統計を作成しています。
▽一般的注意
○Ⅰ欄、Ⅱ欄ともに疾患の終末期の状態としての心不全、呼吸不全等は書かないようにします。
○死因としての「老衰」は、高齢者で他に記載すべき死亡の原因がない、いわゆる自然死の場合のみ用います。
ただし、老衰から他の病態を併発して死亡した場合は、医学的因果関係に従って老衰も記入することになります。
▽死因の種類
○死因の種類の決め方
病死及び自然死……疾病による死亡及び老齢、老化による自然死
死亡診断書の意義や、死亡の原因欄は「原死因」選択ルールに従って確定することが述べられています。

一般的注意と「死因の種類」の項が「老衰」に関する制度上の重要事項です。まず、一般的な注意欄には「死因としての『老衰』は、高齢者で他に記載すべき死亡の原因がない、いわゆる自然死の場合のみ用います」と規定されています。次に、「死因の種類」欄では、「疾病による死亡及び老齢、老化による自然死」となっています。

この規定から導き出されるのは、「老齢・老化」→「自然死」→「老衰」となります。そうすると厚労省の「老衰」の定義は、「老衰＝自然死」であり、その要因は老齢と老化によるものとなります。これは、のちに述べる病理学的「老衰」に近いものと考えます。

「記入マニュアル」は制度化の集大成であると同時に、このような規定を設けることによる規範的な指針としての役割を果たします。それは、「老衰」の概念や定義が、国によって明確に述べられているからです。「記入マニュアル」にこのように規定された「老衰」を、制度的・規範的「老衰」と定義している理由ともなります。

五　「死因の種類」――「病死及び自然死」規定

ＩＣＤで勧告されている「国際ルール」は、①疾病・傷害・死因の分類、②死亡診断書の国際様式、③原死因の選択手順の三つが主で、各項目について詳細に解説されています。このうち、死亡診断書の国際様式（図3）で示したように、統一されているのは「死亡の原因」Ⅰ、Ⅱ欄のみであり、死亡届のそのほかの様式は各国の判断にゆだねられています。

「死亡の原因」欄は、何の病気で死んだのかを知るために、死亡に関するすべての病名が記載されることを目的としています。一方、死亡診断書には「死因の種類」欄が設けられています。「死因の種類」とは、どのように死んだのか、死亡の様式はどうだったのかに注目します。よって、「死亡の原因」は判明しても、「死因の種類」は難しい場合があり、そこに法医学や検視制度が介在することになります。

（二）「自然死」とは

この「国際ルール」から「翻訳された日本ルール」への過程で、私が最も興味を引かれるのは、「死因の種類」の中の「病死及び自然死」の規定です。

米国は州によって死亡診断書は違っていますが、スタンダードとしては、死因の種類（manner of death）は自然死（natural death）と外因死の区別しかありません。一般的に自然死、自殺、他殺、事故死の四分類が基本であるといわれます。また、ドイツの診断書にも病死という死因の種類はありません。

アメリカの死亡診断書に準拠して昭和二一年に、日本の死亡診断書の様式を改正したと記述されています。しかし、「死因の種類」についての言及はなく、なぜ日本では「病死及び自然死」のような規定になったのかについては、厚生省の資料では不明でした。
なぜ、「病死及び自然死」の規定を問題にするのでしょうか。それは、「自然死」概念については、医学界内部でも議論が多いからです。たとえば、和田（一九七一）は次のように述べています。

国際分類の中には自然死と言う項目がなく、従って自然死は現在のところ老衰の項目に包含されているのが実情のようである。しかも純粋の自然死は事実上ほとんど存在しないという立場から、老衰という死因名はできるだけ避けるように要望されている現実である。

「老衰」概念が曖昧であることが問題でしたが、さらに「自然死」概念の曖昧さが加わり、問題を複雑にすることになります。これは、のちに触れる文化的・社会的「老衰」での「自然死」概念ともつながります。また、「死因の種類」は各国で決められるので、死に対する「医療文化」の問題ともなります。

(二) 米国の死亡届の流れと死因「老衰」診断への行政の介入

ここで、アメリカの死亡届の流れと、死因「老衰」診断過程への行政の介入についてみておきます。米国の死亡届の流れは、次のようになっています。日本の死亡届の流れも図示します。

死亡診断書は、郡の登録機関に提出され、記載漏れがチェックされる。その後、州の人口統計局に送られる。別の州の住民の診断書は居住地の州に送られる。州ごとにまとめられた死亡データは、全国データにするため国立保健統計センターに送られる（Greenberg, 2001 = 2004）。

日米の死亡情報収集の流れの違いと、死亡診断書記載に対する行政の関与の程度が、「老衰」の死亡率の差に関係していることがうかがわれます。たとえば、医師で医療史家であるNuland（1993 = 1995）は、次のように述べています。

アメリカ政府は「最終死亡統計予報」を発表する。その無味乾燥な要約を見ると、死因のトップ一五の中はおろか、どこを探しても、徐々に衰えて亡くなった人々の欄が見つからない。異常なほ

●アメリカの死亡情報収集の流れ

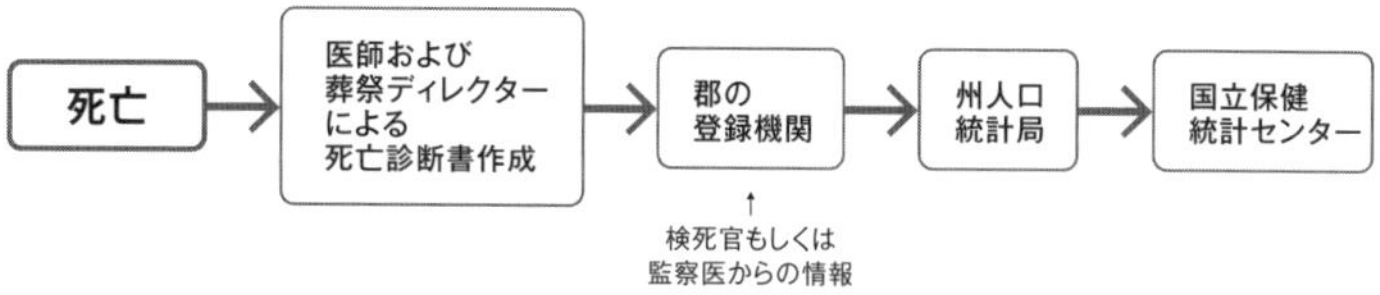

●日本の死亡届出の流れ

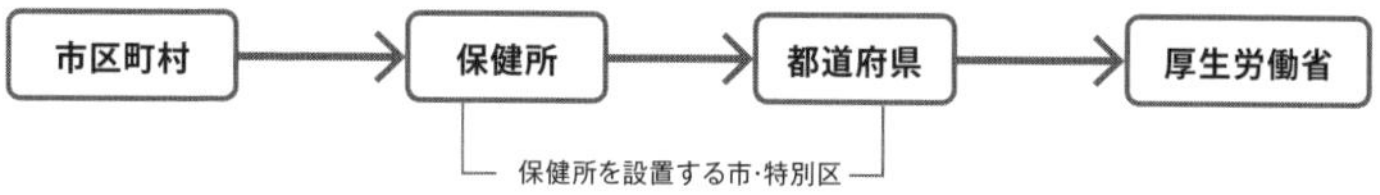

ど几帳面に、その報告は八十歳代から九十歳代で亡くなるすべての人についても、きちんとした欄に特定の致命的な臨床上の病名を当てはめている。百歳以上のごく少数の人も、図表を作成した人間の整然とした命名法から逃れるすべがないのである。誰でも名前のついた病気で死ななければならないというのが厚生省の命令であり、世界保健機関の命令である。免許のある医師として医療に従事すること三五年になる私も、死亡診断書に「老齢」と記す勇気はなかった。そんなことをすれば、役所の事務員から、法律違反ですというそっけないメモとともに書類を突っ返されるのが落ちなのを承知しているからだ。世界中どこでも、老齢で死ぬのは不法行為なのである。

まず、「老齢」と翻訳されたのが日本の死因「老衰」であることは明らかです。

そして、「誰でも名前のついた病気で死ななければならないというのが厚生省の命令であり、世界保健機関の命令である」のは日本も同様です。しかし、「世界中どこでも、『老齢』で死ぬのは不法行為なのである」との評価は、日本にはあてはまりません。この違いが、「日本は『老衰』大国、『老衰』では死ねないアメリカ」との表現の妥当性を解く鍵の一つです。

なお、私はこれまで死亡診断書の死亡の原因、死亡の種類について行政からの問い合わせを受けたことは一度もありません。

六　「日本ルール」と公式統計

行政の組織体制や医師への周知徹底について述べましたが、それでは死因「老衰」の制度化・規範化で何が問題となるのでしょうか。主に『ICD‐100年』をもとに概観します。

(一) 行政の「老衰」解釈

一九〇〇年以降の「老衰」に関する行政の言説を、時系列的に抜粋します。( ) 内は筆者の補足です。「国際ルール」で述べた「老衰」分類の変遷の具体的内容でもあります。

行政言説抜粋

▽ICD‐1：明治三三年〜四一年（一八九九〜一九〇八）日本分類―　第39　老衰
「年齢六〇歳未満の者に対し老衰と記せるものは不明の病名を附したるものに編入せり」。
▽ICD‐3：大正一二年〜昭和七年（一九二三〜一九三二）　大分類13、中分類―老年、小分類　164―老衰
（「老衰」の内容例示として）「老衰、老病、老人マラスムス（筆者注：marasmus 消耗症）、栄養消耗」。

（「老衰」は）六〇歳以上の老年に限る。

▽ＩＣＤ‐５：昭和二一年～二四年（一九四六～一九四九）

大分類ＸⅥ：老衰（での説明）

「元来老人性痴呆の記載のあるものと無いものとの別を表章する理由は、斯かる死亡がどうも84『精神病及び精神薄弱』の方に分類されるらしいから、それを防止する意味らしい」。

（中分類）39．老衰、老年（での説明）

「本項に入れるべきものは原則として六五歳以上の死亡に限る。但し『老衰』又は『老人性』と冠した状態を六五才未満の者の死因として報告して来た場合は、紹介調査を行ってもっとはっきりした原因を突き止めよ。それでもなお詳細な報告を入手し得ない時は、死亡者の年齢が六〇歳以上なら１６２に入れ、五〇才未満なら２００ａに入れよ」。（１６２は「老衰」、２００ａは「不詳の病名」）。

死因細分類内容例示：１６２．老衰（での説明）

（ｂ）老人性痴呆の記載なきもの

全身衰弱（六五才以上）。全身衰弱病（六五才以上）。病身（六五才以上）。老衰病。老令。老衰性弱質。老人性魯鈍。老人性衰弱。老人性変性。老衰。

▽ＩＣＤ‐６：昭和二五年～三二年（一九五〇～一九五七）

死亡診断書の正しい書き方

XⅥ　老衰…これは出来るだけ書かないで病名で記入すること。

「国際ルール」を「日本ルール」とする過程での、行政の解説および制度化の内容の一部が、右の言説には含まれています。これらの公式文書（『ＩＣＤ－１００年』）での要点は、次のようにまとめることができます。

①ＩＣＤ－１では六〇歳以上、ＩＣＤ－５では六五歳以上との年齢基準が設けられ、その基準のもとに「老衰」を振り分けています。その後は年齢基準の記載はありません。

②「老衰」として分類された診断名には、多数の表現が使用されています。それでも、統計上は「老衰」に分類されます（ＩＣＤ－３およびＩＣＤ－５）。

③「老衰」を、ＩＣＤ－４では老耄性痴呆、ＩＣＤ－５では老人性痴呆の有無で細分類しています。ＩＣＤ-６では精神病の記載のないもの、ＩＣＤ-10からは単に「老衰」となっています。いわゆる「認知症」や「精神病」の除外がなされます。

④ＩＣＤ-６では「老衰」は書かないように、との注意が行政により明示されています。

(二)「公式統計の成り立ち」への疑問

これらの要点に関しては、次のような疑問が生じるのではないでしょうか。

①日本では戦前までは六〇歳以上、戦後は六五歳以上を「老衰」とすることになっています。そ

れでは、同じような基準が各国で行われているのかの問題があり、それは「公式統計」の信頼性・妥当性の問題に関係してきます。

②「老衰」という死因名には、老病、老人マラスムス、栄養消耗、全身衰弱、病身、老令、老人性愚鈍、老人性変性などの診断名が含まれます。そこでは死因「老衰」は統一された概念ではないということになり、診断する医師の「個人差・慣習」が入り込む余地が生じます。

③老耄性痴呆・老人性痴呆の有無で「老衰」を細分類している時期があります。そして「精神病の記載のない老衰」から、単に「老衰」という分類となります。しかし、その具体的な内容については明確には説明されていません。

すなわち、「老耄・痴呆」、「精神病」という定義の曖昧な概念を含み、その除外（医学的なことばでは「鑑別」）が要求されることになります。果たして、「痴呆」、「精神病」の除外は、各国とも同じ基準で行われていたのかが問われます。

④日本の行政は、「老衰」は書かないように指導しています。各国の状況、その強制力の程度はどうであったのかが、問題となります。

「国際ルール」は国際機関によって作成されます。欧米の諸国が主役をなし、その医学水準がものを言う過程で「国際ルール」が成り立ち、その勧告を翻訳して「日本ルール」が成り立ちます。死因「老衰」は公式統計としては「国際ルール」及び「日本ルール」という二重の制約を受けることになります。そこに公式統計の妥当性と信頼性の問題が加わってきます。

(三)「平成二九年　我が国の人口動態」(厚労省、二〇一七)

日本でも毎年、厚労省から「我が国の人口動態」という報告書が出ています。その中の平成二七年の主な死因別の死亡率(人口一〇万対比)を見ると、「がん二九五・五、心臓病一五六・五、肺炎九六・五、脳卒中八九・四、老衰六七・七などとなった」と現状が述べられています。しかし、前四疾患についての傾向が分析されていますが、「老衰」についてはは触れられていません。

さらに、わが国の性別の死亡率(人口一〇万対比)を諸外国と比較すると、「男女とも肺炎が高くなっている」と述べられていますが、これよりも格段に高い比率を示す「老衰」には触れられていません。

ここ数年の同じような報告書の中で、日本の死亡順位の第五位を占める「老衰」が正面から分析された厚労省文書を筆者はみていません。「死亡の防止」という「国際ルール」の観点からすれば、当然ともいえるかもしれません。しかし、これからも急増する「老衰死」を考えますと、死因「老衰」を無視することはできなくなります。

日本の死因統計の妥当性や信頼性を取りもどすためには、死因「老衰」を正面から分析することを避けて通れません。それは、長寿国としての日本の役目であり、さらには、のちの時代に正当に評価される「公式統計」をめざすべきであるからです。

第三章　医学的「老衰」——「専門性の基準」

これまでの統計的「老衰」および制度的・規範的「老衰」言説の中心的な問題点は「公式統計の成り立ち」でした。そして、これを基盤として強く結びついているのが医学的「老衰」です（図2 死因「老衰」の全体構造）。

医学的「老衰」に共通するのは「専門性の基準」であり、それぞれのカテゴリーが権威性をもち、公式統計の作成にも深く関与しています。

公衆衛生学の主要な研究課題は、公式統計の分析や記述です。同時に、公衆衛生学者は、公式統計の基準作成の主要なメンバーでもあります。

病理学は「老衰」の病態生理に関する「専門性の基準」を扱い、医学的「老衰」の中では最も権威性が高く、「老衰」言説の基本となります。同時に、統計的「老衰」の「国際ルール」の定義や概念形成に影響を及ぼし、「日本ルール」策定の諮問機関（「協議会」「審議会」）のメンバーでもあります。

「病院臨床」とは、「老衰」に関する医学論文の発表が多くは大学病院や研究機関からであり、「老衰」診断現場をあらわす臨床的「老衰」での病院と区別するために、このように表記しました。さらに、その背後には、それぞれの専門家の組織団体である医学会が存在し、専門家を諮問機関に送り出します（図4　厚生省の情報伝達体制）。

「専門性の基準」は基本的には一方向的です。それは、「病院には『老衰』はない」、「『医療化』という概念」の項で触れたように、医師が医学概念優先で考え、「王者は病態生理」として教育・

訓練を受けているからです。

ここからは、死因「老衰」関連の医学論文・雑誌を中心とした資料を解析することにより、この問題を取り扱います。それは、医学の各専門分野の中で、「老衰」がどのように定義されるのかという医学論争という側面を含みます。その分析は、社会学でいわれる「言説分析」となります。

第一、二章で用いた言説素材と資料は、ほとんどが行政側からの限られたものでした。本章では、日本の医学論文・医学雑誌からのおよそ一一七編を参照し、その中の七三編をもとに分析を行いました。公衆衛生二六編、病理学一二編、臨床系二五編、行政一〇編です。ただし、分野別分類は記載内容をもとに分類してあります。

それでは、各専門分野での「専門性の基準」をもとにした医学的「老衰」言説の流れを追っていきます。

一　公衆衛生学の言説

(一) 国際比較のレトリック――「後進性」と「医師のくせ」

国際比較には、各国の公式統計が用いられ、「老衰死」として表現されます。Ⅱ期（一九四五～七五年――原死因「老衰」期）での厚生省の制度化・規範化の過程や医学言説では、この国際比較の結論が「後進性」、「後進国の段階」などのレトリックとして頻繁に使われています。

比較の主な対象国は、米国であり、「老衰」比率の両国差についての分析が多くなされました。図5は日米「老衰」粗死亡率の推移を、私が参照文献をもとにパターン化したものです。一九五〇年代時点で、その比率の格差はどのようにとらえられているのかを、公衆衛生学者の荒井保経（一九五七）の論文からみてみます。

新井保経は、まず「我が国の一九四〇年に於ける主要疾患の死亡率の状態が米国の一九〇〇年頃のそれと近似」していることから、日本は米国に三〇～四〇年遅れていると述べます。しかし、「いずれは我が国も米国と同じ傾向をたどることは予想出来る」としています。

そして、日米の「老衰」死亡率の推移については次のように述べています。

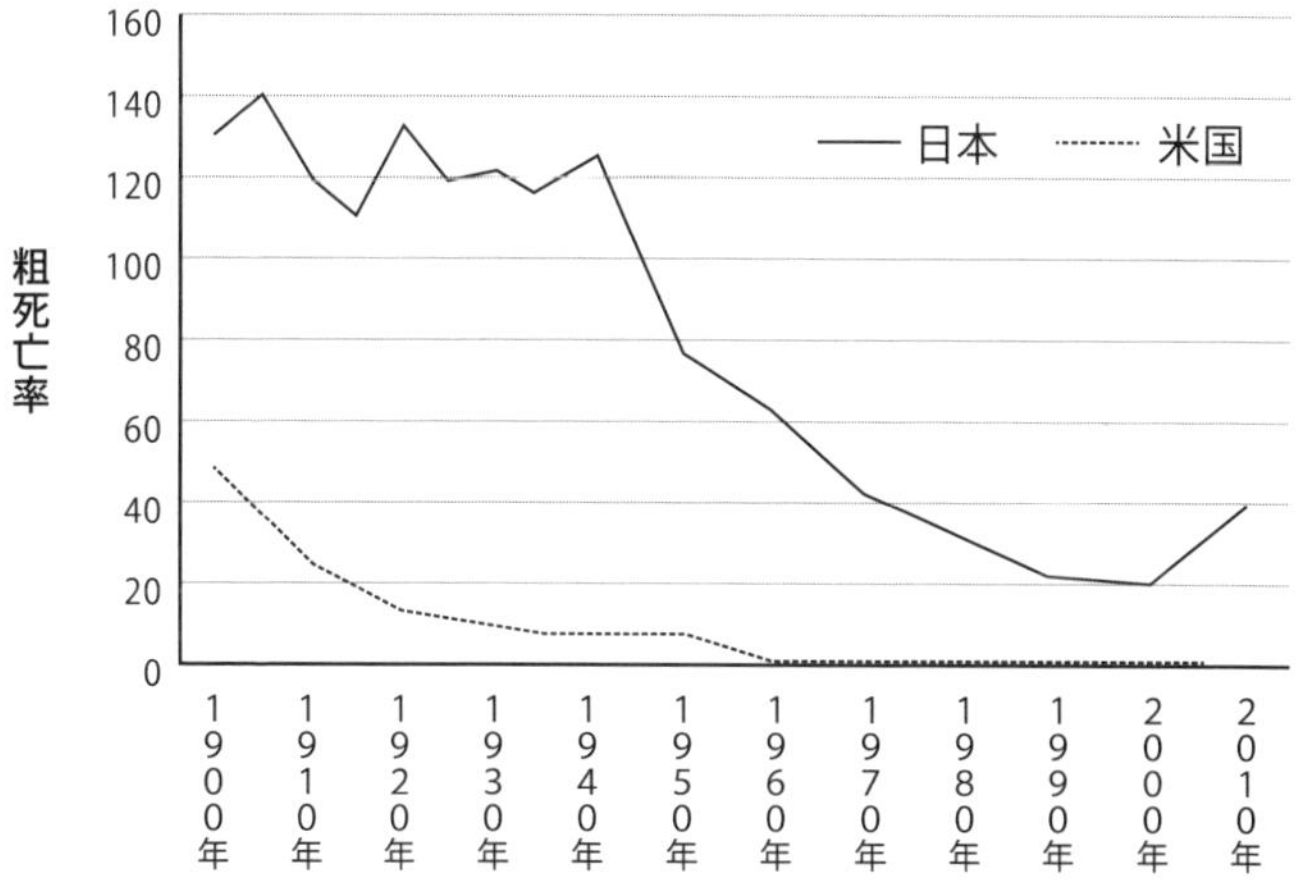

図５　日米の「老衰」死亡率のパターン図

出典：荒井（1957）、石川（1960）を参照して筆者作成

我が国に於いては明治三三年（一九〇〇年）より昭和一六年（一九四一年）の間では殆ど増減を認めず極く最近に至って始めて七〇～八〇台に減少している。これに反して米国に於いては急激に減少の一途をたどり、我が国と比較して趨勢の傾向及び死亡率の差の甚だしことは奇異に思われる位である。その原因については判然としないが診断技術的の差異によるものかと思われる。

「診断技術的の差異」は、「我が国の診断技術上の後進性を物語るものであるかもしれない」とのちに述べます。さらに、「老衰死」の診断過程について、「国による医師のくせというものが大きくひびいている」とも述べています。つまり、わが国の三〇～四〇年の遅れの原因は、診断技術の「後進性」と日米の「医師のくせ」が大きな要因となっているとの見解です。

(二)「後進国の段階」——将来、「老衰」死亡はみられなくなる

それから四年後に、吉岡・石川（一九六一）は次のように述べています。

しかし、近年の国民寿命の延長とともに、老人疾患に対する諸種の診断技術がすすむにつれて、老人の死因に対する認識が向上すれば、これまで概念的につけられていた「老衰」死亡は、将来ほとんど見られないようになると思われる。

わが国の医学は世界的な水準にありながら、筆者のわが国「老衰」死亡の研究によると、いまだ国民死亡の主因にあり、「老衰」死亡についての考えは後進国の段階であるもののごとく考えられる。この点からしても、本邦「老衰」死亡の趨勢を考察することは、ますます発展しつつあるわが国老人医学及び公衆衛生上不可欠の問題であろう。

ここでも、「後進国の段階」というレトリックが使われていると同時に、将来「老衰」死亡はみられなくなるとの予測がなされています。この見解は荒井保経と同じ方向性を示すものであり、この時代の公衆衛生学の一般的な認識です。

しかし、「老衰」死亡率の日米差はいまだ大きいことはすでに述べました。そうすると、医学の進歩や医学的要因のみでは、「老衰」死亡率の推移の解析はできないことになります。

(三) 公衆衛生学言説の推移と新公衆衛生学

一九五五～七一年までの公衆衛生学の論文の表題に「老衰」、「老衰死」を掲げた一三編は、その目的を二つに分けることができます。一つは、序章で取り上げた「医師の個人差」、「医師のくせ」、「医師の慣習」とあらわされる医師の「老衰」診断における問題点を分析するもの。もう一つは、公式統計をもとにした国際比較・国内比較の記述です。公衆衛生学の二六編のうち、半数がこの一六年間に集中しています。この期間は、医学論文として提出され、その発表施設は六カ所となっています。

一九七一年以降は、主題に「老衰」を掲げた論文発表（専門分野の学会誌に掲載されたもの）は見当たりませんでした。その後は「記述」を主にしたものとなっています。

このように死因「老衰」は公衆衛生学の上では、すでに医学論文としての役割を終えているように思われます。それは何故なのでしょう。

新公衆衛生学と「老衰」

公衆衛生学では「老衰」がどのように医学教育されてきたのかをみるとわかります。藤原元典・渡辺厳一総編集『総合　衛生公衆衛生学』（一九七八）と丸井英二編『新簡明衛生公衆衛生―改訂六版―』（二〇一〇）を比較すると明らかになります。

いずれの教科書も国際比較のレトリックに言及しています。ところが、ＩＣＤの内容や、選択・修正ルールなどの説明は、前者は死亡診断書の記載まで含めると約八ページにわたって解説されていますが、後者ではわずか一七行の説明しかありません。

他方、後者では国際公衆衛生運動・新公衆衛生運動および国際保健に関する記述は、約一〇ページにわたって記載されています。当然、前者にはその項はありません。両者を比較すると、現在は医学教育では「老衰」は完全に無視されているといえます。その背景には、「新公衆衛生運動」の流れが影響しており、医学教育でもそれは明らかです。

「『新公衆衛生運動』とは、従来の公衆衛生の目標である『予防』に、『健康増進』を加えた公衆衛生政策の推進である。それは、一九七〇年代以降、欧米を中心として展開」（福島、二〇一〇）されています。これは、ＩＣＤの目的が「死亡の原因」から「疾病・傷害の分類」へ、さらに「関連保健問題」へと変化してきたことと連動していることになります。

(四)「老衰死」の何を問題としているのか

それでは、現在の公衆衛生学の視点はどこにあるのでしょうか

今永・丸井（二〇一一）は記述的検討を行い、考察で次のように述べています。

このように、「老衰」や「老衰死」の概念は曖昧なものであり、様々な立場により考え方が異なっているといえる。今後、老衰死亡者が増加することが予測されるなか、「老衰死」の概念をより明確にしていく必要がある。その「老衰死」の概念は、他の疾病概念とは異なり、医学的な概念のみで定義することは難しいことが予測される。まずは現在、医師がどのように「老衰死」と診断しているのか、そのプロセスを探索していく必要があるであろう。

「医師がどのように『老衰死』と診断しているのか、そのプロセスを探索する必要がある」、これが、現在の公衆衛生学の課題であると指摘しています。しかしすでに、医師がどのように「老衰死」と診断しているかについての公衆衛生学の先行研究は検討しました。さらに、「『老衰』は社会的概

念である」との言説は、すでに四〇年前から指摘されている（根岸・橘、一九七一）ことはのちに述べます。

いずれにしても、一九五〇年代から現在までの論文からみる限り、取り扱われている問題意識には変化がないのではないでしょうか。なお「新公衆衛生学」という概念を示したのも、現在の公衆衛生学では「老衰」は主要な課題となりえないことを明らかにするためです。

小括

一九七〇年代、すなわちⅡ期からⅢ期への移行期に公衆衛生学の内容は変化しています。

一九五〇〜六〇年代に医学論文としての価値をもち、分析的、記述的検討がかなり行われていました。その後一九七〇年代以降は、医学論文は見つけることができず、記述的検討が主体となっています。その背景が新公衆衛生学です。

ただ、今永（二〇一四）では、質的調査法を用いた「在宅医療において、医師が『老衰』と診断する思考過程に関する探索」がなされています。これは、初期の公衆衛生学の視点への回帰とも思われます。

しかし、なぜ「老衰」問題はこれまで発展してこなかったのかという問いに対して、私は視点のとり方、方法論に問題があることを述べました。

二　病理学の言説

医師は「病態生理」の前にはひざまずくように教育・訓練をされてきています。また一九四八年のＩＣＤ‐６修正国際会議での「解剖してみて、ほんとうに老衰で死んだと思われる例は見たことがない」との学者の発言が、「老衰」カテゴリーの変更の根拠となったことは、すでに述べました（渡辺定、一九六五）。

ここからは、医学的「老衰」の中では強い自明性をもつ、病理学的「老衰」言説をみることにします。

（一）「僅か」・「認められない」・「まれ」

死因「老衰」の病理学の論文は、ある一定の施設から報告されています。

特に、浴風会、養育院（のちに、東京都老人医療センター）からの論文は、一貫して、臨床での「老衰」死亡診断比率が高いことに対して異議を申し立てます。その中でも一九五〇～六〇年代は、浴風会の関らの論文が主流を占めています。

まず、関（一九五一）は「明らかに老衰に因ると考えられるものは僅か六例（〇・五七％）に過ぎない」と述べています。また、関（一九五七、一九五八）は、「老衰なる死因は殆んど認められない」と述べています。さらに、関論文（一九六五）では次のような記述がみられます。

・浴風園には、老人ホームと病院とがあり、それぞれ定員としていわゆる健康老年者約四二〇名と、病院の入院患者約二五〇名を収容しているが、これらの施設に入った老年者の約九七%はここでその一生を終わり、病院における剖検率の最近一〇年間の平均は、九八・三%である。

・日本の死因統計において老衰が余りにも多いことに疑問を抱くのは、日本の死因統計では剖検せざる者が圧倒的に多いことがその理由の一つであると思う。

・浴風園における剖検上の病変統計および死因調査から考えると、老衰死は非常にまれなものであると思われる。

・Koch および Becker は火葬場へ老衰という診断で送られてきた五〇三例を剖検し、全例にその死因を明らかにし得た。

関論文では、浴風園の剖検率は九八・三%であり、その中では「老衰」で亡くなる人は「僅か」、「ほとんど認められない」、「非常にまれ」です。また、臨床診断上でも「老衰死」の出現率は「僅か」〇・五七%であった。しかも「火葬場へ老衰という診断で送られてきた五〇三例を剖検」すると、全例にその死因が明らかになった、というドイツ文献が追加されています。

すなわち、関論文を中心とする病理学的「老衰」は、「純粋な老衰」を医師に求めることで一貫しています。関論文の病理学データとドイツ文献は、以後も死因「老衰」に関する論文中で引用されることになります。

(二)「科学的根拠」

江崎(一九九九)は東京都老人医療センターの臨床病理に所属します。江崎は、百寿者四二例の剖検症例の検討を行っています。そこからの結論を列挙します。

・「老衰死」が妥当と思われたものは一例も存在しない。
・いかなる老人であろうとも、高齢であるがために自然死を来すものではなく、人は必ず病気によって亡くなることが明らかである。
・「老衰死」なる言葉に科学的根拠があるとは考え難い。
・病理解剖の主たる目的の一つに死因の追求がある。〔中略〕病理医が「老衰死」という診断の逃げ道を作り、死因追求という重要な課題を放棄することは許されない。

一九七〇年代以降、臨床の場では「老衰」を容認する論調が多くなる中で、再び基本的な病理学的「老衰」の立場が言明されることになります。百寿者四二人の解剖結果では、「自然死」、「老衰死」の例はなかった、ゆえに「老齢であるが故の自然死」や「老衰死」には「科学的根拠」はない。すなわち、特定病因論を根拠とする「人は必ず病気によって亡くなる」という、近代医学の原則が守られています。「取材班」でもこの論文は取り上げられています。

(三) もう一つの見解――〝いわゆる老衰〟

嶋田(一九八一)は東京都養育病院の病理部ですが、次のような記述がみられます。

・約一世紀にわたる生存の果てに死に至るとき、ひょっとした引き金――たとえば軽い気管支炎――があったとしても、〝いわゆる老衰〟として処理することにはあまり抵抗がないようにみうけられる。
・人間個体を対象として、死が老化といかに関係しているかの検討は〝いわゆる老衰〟の分析を始める一番最初の作業である。

嶋田の論調は、病理学的に「老衰」を完全に否定する立場ではなく、のちに述べる「病院臨床」の〝いわゆる老衰〟を肯定し、その分析の必要性を述べています。その時期は、前二者の中間の時期、一九八〇年代です。

（四）百寿者からのメッセージ——長寿老人・長命老人

また、純粋な病理学的「老衰」を求める流れの中で、田内久の所属する愛知医科大学加齢医学研究所の百寿者の病理データが出てきます。同じ百寿者を対象にしながら、田内・佐藤の基本的立場は、長寿老人と長命老人を区別し、どちらかというと「老衰死」を容認する立場です。「老衰」の病理学的な所見を「生理的な本質的な老化の形態像は実質細胞の減数とそれによる臓器萎縮である」と定義した上で、長寿・長命老人の定義を次のように述べています（佐藤秩子、二〇〇一）。

長寿老人

殆ど天寿を全うしたと考えられる、生理的老化像—実質細胞数の減少による臓器萎縮のみしか認められないもの、極めて少数であるがそんざいする。時代差は殆どない。

長命老人

生理的老化に病変が多彩に加わって認められるもの。この状態に僅かな肺炎などが加わって認められるもの、軽度な病変でも予備力の低下、免疫力の低下（それぞれの細胞数の減数が基底にある）により、死を迎えやすい。

同じ百寿者を扱った江崎論文と根本的に相違するのは、「極めて少数であるがそんざいする」という言明です。時代的には百寿者が増加してくるという背景とも重なっています。

この長寿老人の確認と「少数ではあるがそんざいする」をもとにして、「百寿者からのメッセージ」と私は表現しています。佐藤秩子（二〇〇一）の論文以降、病理学的「老衰」を扱った論文は管見できませんでした。

小括

病理学的「老衰」言説の根拠となる医学論文をみてきましたが、時代の推移とともにその論調の変化がみられます。

一九五〇～六〇年代の関の主張は、純粋な病理学的「老衰」診断を求めることで徹底しています。また、論文内には「東京大学沖中内科」の表記がみられ、当時の医学界の権威を表す表記であり、これらの論文は権威性をもっていたものと思われます。

その後、一九八〇年代、島田の〝いわゆる〟「老衰」許容的な論調に対し、一九九〇年代、江崎は再び「科学的根拠」をもとにした、純粋な「老衰」診断の必要性を強調します。

一九九〇年末から二〇〇〇年初めに、田内・佐藤秩子は長寿老人の存在をわずかながら認める論調となっており、「百寿者からのメッセージ」となります。

ただし、病理学者の立ち位置は、死因「老衰」の頻度はかなり少ないこと、死亡診断における病理解剖ならびに診断の正確度が重要であること、などは共通して指摘されています。すなわち、「専門性の基準」は明確に述べられていることになります。

三　「病院臨床」の言説

一九五〇～六〇年代の基礎医学からの批判――日常臨床での臨床的「老衰」死亡率が高い、欧米の死亡率との比較では「後進国の段階」である、純粋な死因「老衰」としての「科学的根拠」の要求――に応えるのが「病院臨床」の専門家です。

この批判に対して、「病院臨床」はどのように応えたのでしょうか。

（一）「いわゆる老衰」

村地（東京大学老年病科）は、一九六七年の臨床医学雑誌の中で「いわゆる老衰状態」という表現を用いています。さらに、一九七二年の論文表題は、「老化の科学――正常な老化とはなにか――いわゆる老衰について」となっています。

村地らは、「老年者の多くは、やはり何等かの疾患によって死亡するものである」（村地、一九六七）、「真に老衰死と言える事態はきわめてまれであるが老衰状態というものは確かに存在する」（村地・般若、一九七二）という立場をとっています。これは、前述の病理学的「老衰」言説で示した立場と軌を同じくします。

それでも、「病院臨床」の立場からの「老衰」を表現することばとして「いわゆる」という形容詞を用いています。『広辞苑』での「いわゆる」の解説は、「世間で言われる」、「俗にいう」となっています。つまり、病理学的「老衰」言説と直接対峙する概念ではないことを言外に含んでいることになります。

これが、「いわゆる」ということばに、私がこだわる理由となります。

(二)「老衰とせざるを得ない」

参照できた亀山(京都大学老年医学教室)の文献は四編で、その期間は一九七四年から一九九〇年におよびます。それゆえ、「病院臨床」言説を先導する主要な専門家といえます。亀山(一九七四)は次のように述べています。

> 浴風会病院においては、慣習として老衰という臨床診断を下すことはない。したがって、臨床診断「老衰」例の剖検例においても、臨床的に老衰を全く認めない例の剖検においても、その中に、三~五%の頻度に、病理解剖学的な老衰例が含まれていることになる。現状として、老年者の死因の中に、この程度の頻度には、老衰とせざるをえない症例が存在することを示唆している。

亀山の問題意識は「老衰」全般にわたります。ここでは、「老衰」という病態は病理学的データからも、臨床的経験からも存在するという主張であり、それが「老衰とせざるを得ない」という表現になっています。

臨床での「老衰」診断率が高いという基礎医学の批判に「病院臨床」は応えなければなりません。そこで、老年医学者の主張は、「臨床経験」をもとにして、「いわゆる老衰」、「老衰とせざるを得ない」という表現を用いて「老衰死」の存在を認めさせなければなりません。つまり、基礎医学の「専門性の基準」に立脚した臨床医学への批判に対して、「いわゆる」、「せざるを得ない」との表現を用いて応答していることになります。この表現が「対抗言説」になれるのかどうかが問われるところです。

(三)「老衰」は社会的概念である――「転換のレトリック」

医学的「老衰」は「専門性の基準」の上に成り立っています。病理学では純粋な「老衰」を求め、その原因をなんらかの病気に求めます。法医学でも、日本の解剖率は極端に低率で、世界的には「後進国の段階」という論調となり、これは公衆衛生学での国際比較の結論と同じです。

このように「いわゆる」、「せざるを得ない」と応えてきた「病院臨床」は、次の段階へ進むことになります。

東京大学保健学科所属の根岸・橘（一九七一）の論文表題は、「〈特集〉臨床家のための現代医学統計論――平均寿命に対する疾病の重み――いわゆる老衰死」となっています。根岸らも〝いわゆる老衰死〟という表現を使っていますが、論文では次のように「老衰死」を分析しています。

・ある死亡を老衰死と認めるか否かは原則として死亡診断書を書いた医師の判断により決まるが、それはまた医師と死亡者のおかれた社会的・経済的・文化的状況とも無関係ではない。

・現実の社会で各種の成人病とならんで老衰死という概念が認められているのは、死因とか病名というものは純粋に理論的なものではなく、より社会的・生態学的な概念であるからである。

・老衰という診断名は必ずしも病理解剖学的概念ではなく、むしろ社会的概念であることに注目したい。

根岸・橘の「『老衰』は社会的概念である」との表現は、これ以降、「病院臨床」での共通の認識として、現在も使われるようになりました。

このような根岸・橘の見方は、保健医療社会学からの分析であり、私の視点と重なります。それは、①医師の判断における社会的・経済的・文化的状況要因の指摘、②死因や病気は社会的・生態学的な概念であるとの指摘、③「老衰」を「社会的概念」としてとらえること、これらの立場は社会的構成主義の視点に通じるからです。

小括

根岸・橘（一九七一）から三〇年後に、東京都老人総合研究所疫学部門所属の鈴木隆雄（二〇〇〇）は、「筆者は死亡原因として『老衰』を見直すべきであろうと考える。老衰はこれまで死亡原因としては、病理学的診断によらない非科学的死亡原因の呼称とされてきた」と述べています。

さらにその一〇年後に、前述の今永・丸井（二〇一一）は、「『老衰死』の概念は、他の疾病概念とは異なり、医学的な概念のみで定義することは難しい」と述べています。そうすると、前述の公衆衛生学と同じように、「病院臨床」においても、根岸・橘（一九七一）からの四〇年間は、「社会的概念」という呼称は何も具体化されていないし、「老衰」の見直しもされなかったことになります。それは「老衰」を「社会的概念」と呼び換えたに過ぎないのではないでしょうか。その意味で、私は、この経緯を「転換のレトリック」としています。つまり「対抗言説」にはなりえていないというのが、私の主張です。

「社会的概念」ということばは、曖昧なままに通用することになってきました。この曖昧な概念を具体化しようとするのが本書の目的であり、「老衰」言説の多様性と文化的・社会的「老衰」言説の構成を通してそれに応えていきます。

四　医学的「老衰」言説の〝はやりすたり〟

医学的「老衰」言説の中で最も自明性と権威性があるのは、病理学的「老衰」です。すなわち、病理学の「科学的根拠」という医学の思考からは、絶対的と思われる基準には、真っ向から反論はできません。同じように、「老衰死」を対象とする公衆衛生学でも、統計という客観的データのもとに示された死亡率の比較から発せられる「後進国の段階」も自明性と権威性をもつといえます。

この間にあって、「病院臨床」は、「いわゆる老衰」、「老衰とせざるを得ない」、「老衰」は「社会的概念」であるという転換をはかって、経験医学としての臨床の立場を表明してきました。

医学的「老衰」言説の要点として、病理学は科学のレトリックすなわち「科学的根拠」、公衆衛生学は比較のレトリックすなわち「後進国の段階」、「病院臨床」は転換のレトリックすなわち「社会的概念」ということになります。

さて、医学的「老衰」を「医療問題」での関心ではなく、①一九五〇～六〇年代は基礎医学論文や行政論文が主なのは、国際比較での「後進国の段階」という圧力、そして日本の人口統計の整備期と同期している。②一九七〇年代には「病院には『老衰』はない」といわれているのに、「病院臨床」すなわち老年医学の専門家の「老衰」言説が多くみられるようになった。そして、③二〇〇〇年以降は、次章で述べる診断現場からの「老衰」言説が多くなった。このような歴史的推移としてとらえると、「専門性の基準」にも時代による〝はやりすたり〟のあったことがわかります。

いずれにしても、病理学的「老衰」言説としては、二〇〇一年の佐藤秩子の論文が最後であり、公衆衛生学的「老衰」言説は、新公衆衛生学の方向に進み、「病院臨床」的「老衰」に関する医学論文も一九九〇年以降は見られなくなっていきます。その意味では、二〇〇〇年ころまでに医学的「老衰」言説はすべて出尽くしたともいえます。

「医療化」のプロセスでは、医師は医学専門雑誌に報告しますが、一般の医師や人々まで知られ、受け入れられることはない段階があります。それが、医学的「老衰」の中の病理学的・公衆衛生学的「老衰」言説の主要な側面です。

また、「医療化」をめぐるさまざまな関心が、さまざまな「クレイム申し立て」となってくる段階があります。そこでは医学論争としての側面が顕在化するようになり、その主要な役割を担うのが「病院臨床」言説です。

さらにこの段階では、次の臨床的「老衰」言説が主流を占めることになります。

第四章　臨床的「老衰」と死因「老衰」診断現場

「専門性の基準」をもとにした医学的「老衰」と、臨床的「老衰」を区分するのは次の理由からです。

一つは、死亡場所の多様化です。一九七五年以降の在宅死から病院死への流れの中で、「老衰」の死亡場所は老人ホーム、特に特養や介護老人保健施設（以下、老健）などの介護・福祉施設での増加が目立つからです。

次には、死亡場所の多様化は、「老衰」の診断を行う医師の「臨床経験」の多様化につながってきます。そこで、臨床的「老衰」言説も幅広くなります。

さらに、医学的「老衰」の言説は、医師—医師関係を中心としたタテの関係、すなわち医学論争としての側面をもちます。しかし、臨床的「老衰」言説の場では、医師がいかに実践的・臨床的に「老衰」診断の過程にかかわるのかということを、医師—患者・家族関係などヨコの関係を主にして考えなければならないからです。

臨床的「老衰」は、病院・診療所・（介護・福祉）施設から構成されています。そこでは、「診療の場」と「医師の経歴」が問題となります。

まず、臨床的「老衰」現場での医師の迷いからみてみます。

一 「老衰」診断の現場から

「老衰」への問題意識は、「一般の人々」からと「医療者側」からとの二つに分けられます。すなわち、「老衰」を診断する側と診断を受ける側です。

田中（二〇一〇）は、『枯れるように死にたい――「老衰死」ができないわけ』を問うていますが、それは病院医療に対する家族の不満と見ることができます。その不満は、「老衰」と診断する医師の「選択と決断」過程によって違ってきます。

本書は、診断する側を扱っていますので、現場医師の意見を聞くことになります。

（一）医師の迷い――なぜ医師は迷うのか

「老衰」を診断する側からは、臨床医の森田が、「夕張希望の杜の軌跡：(10)『老衰』は是か否か」（二〇一三）で、次のように述べています（※カッコ内は筆者）。


死亡確認と看取り後の家族の対応をひと通り終えた後、机上の死亡診断書は私を大いに悩ませた。「死亡の原因」を何とすればよいのか。

アルコール性肝障害からの栄養障害をきたし多臓器不全となったとも取れる。ＣＯＰＤ（慢性閉塞性肺疾患※）を基礎として誤嚥性肺炎を発症したとも考えられる。もちろん、すべての基礎には年齢に伴う体力低下があるだろうから、老衰がいいのだろうか……。

悩んだ末、私は死亡診断書に「老衰」と記載した。「老衰」と記載したのは、これが私の医者人生で初めてのことだった。

九五歳を超えた元大工の患者の切なる希望と、家族の満足という「患者の幸福に寄与する」、「人間としての幸福に寄与する」ことに合致するのであれば、「老衰」の診断もいとわなくなった、というのが森田の結論です。最初の「老衰」診断に迷いを感じる医師が多いのはそのほかの報告でもみられ、私も経験しています。

人々の不満や問い、医師の迷い、これが同じ「老衰」を前にしての状況です。この間に横たわるのは何なのかを本章では解こうとしています。

(二) 医療内部の声――「医師の経歴」と「診療の場」

私の出自から、医療関係者の著書に興味が向くというバイアスは否定しえませんが、森田の迷いのように、医療内部の方からの「老衰」に関する声が多く、その声に共通性があります。

「『自然死』を知らない医者」はどうして生まれたのか。

中村(二〇一二)は、次のように述べています。

ほとんどの医者は、「自然死」を知りません。人間が自然に死んでいく姿を、見たことがありません。だから死ぬのにも医療の手助けが必要だなどと、いい出すのです。

私は、「『自然死』を知らない医者」はどうして生まれたのか、生まれるのか、を問うことになります。

声の共通性――「医師の経歴」と「診療の場」

さらに中村（二〇一〇）は、次のように述べています。

最近になって、やっと、寿命のきた年寄りにおける、過剰医療、人工延命に対する批判が出始めました。『「平穏死」のすすめ』の石飛幸三さん、『枯れるように死にたい』の著者、田中奈保美さんのご主人の佐藤順さん、いずれも七〇歳代で、特養関係者というのが面白いところです。なぜなら、「老衰死」や「自然死」は、今や、特養でしか見ることができないからです。

私の疑問は、「自然死」、「老衰死」は本当に特養でしかみることができないのかということです。さらに、中村も指摘するように、「医療内部の声」として、七〇歳代、特養関係者というのはどのような意味があるのでしょうか。「老衰」や「自然死」の定義の前に、「老衰」の語られる「場」と語るようになったその人の経歴に共通性があると思われます。つまり、石飛、佐藤順を含め、いずれも特養の常勤医です。そして、その「医師の経歴」の中に教育・研究病院→臨床総合病院→特養勤務医という「診療の場」の異動が含まれていることです。

中村と同じように特養の常勤医である石飛（二〇一〇）も、次のように述べています。

多くの医師は、自然死の姿がどのようなものか知る機会がありません。こういう私自身、病院で働いていた四十年以上の間、自然死がどんなものか知らなかったのです。ホームの配置医になって初めて知ったのです。

このように多くの医師は、いわゆる専門医の立場から高齢者医療の現場に異動することで、死に対する考え方を変えたことになります。これらの声の共通性から、「老衰」問題を、「医師の経歴」と「診療の場」という医学・医療の構造的問題として、一般化しました。序章での田畑（二〇一一）の場合は、逆に診療所から病院への異動ですが、同じ構造的要因が作用しています。

二　医師は現場でどう考えるのか

特養医師が、「診療の場」の異動によって、「老衰」に対する考えを変えたことを述べました。その理論的背景として私は、「医師の経歴」と「診療の場」に一般化しました。そこでは、医師は現場でどのように考えるのかという問題となります。

「医師の経歴」というのは、「臨床経験」としての経歴であり、それがどのような価値をもち、医師の診療に影響を与えるのかを総論的にみておきます。医学的「老衰」と臨床的「老衰」の間に横たわる問題点として、また次の実証研究における医師の「思考の変化」を読む鍵ともなるからです。

（一）「医師の経歴」と「臨床経験」

「医師の経歴」

まず、日本の医学教育過程と専門医養成過程はどのようになっているのでしょうか。その概要を、猪飼（二〇一〇）からみてみます。

日本の近代医療体制は、戦前はドイツ、戦後はアメリカを手本としてきており、医師の専門性に関しては、欧米との遅れはみられるものの、細分化は同じように進んできています。日本の病院化の歴史、専門分化についての詳しい内容は猪飼の著書に譲りますが、現在の四〇歳代以上の医師は、日本独自の「医局制度」を抜きにしては「医師の経歴」および「臨床経験」は論じられません。

> 医局のローテーション人事が、ある時期終了するということである。これは卒後一〇～一五年後ごろのことであるが、ローテーション終了を期に、医師たちは開業したり病院の診療科長級ポストに就任したりする。

かくして、今日の医師には免許取得、「一人前」という二つの区切りを挟んで、専ら医学知識を習得する時期（Ⅰ期）、指導的医師の下で臨床経験を蓄積する時期（Ⅱ期）、診療上の最終的な決定者となる時期（Ⅲ期）に分類することができるのである。

平成一六年からの新臨床研修医制度以前の「医師の経歴」は、おおまかに右記の流れで形成されてきたといえます。特養や診療所の医師は、その過程で「臨床経験」を重ねます。そこに共通するのは専門医としての「臨床経験」です。

特に専門分化に関しては、内科、外科などの分化と同時に、臓器別専門という二つの側面があり、そこでは多くの専門医が生まれます。また、分化は医者の専門の間だけではなく診療機関や病院相互にも起こります。このような「診療の場」の多様化が現在の特徴です。

医学教育、研修医制、専門医の認定制などをとおして、基本的には「専門性の基準」を身に付け、「診療の場」において医師は「臨床経験」を積み重ねることになります。

「臨床経験」

それでは、「臨床経験」はどのように評価されているのでしょうか。Freidson は次のように述べています。

「臨床経験」という価値は、患者や疾病に対する直接的な接触と関連している。直接的接触によってこそ、治療としてある処置をとり他の処置をとらないという決定が最終的に正当化されるのである。こうして獲得された経験が高く評価されるのは、それが治療上の選択をする際の判断基準を提供するからであり、これこそが教科書に記された抽象的思考よりも、さらにまた科学的に検証された一般的知識よりもすぐれている、と考えられているからである。〔中略〕臨床経験からなされる議論は有無を言わさぬ説得力をもち、これに異議を唱えることができるのは一層多くの臨床経験をもった人の行う同種の議論だけである、ということが観察される。（Freidson, 1970 = 1992）

医局制度のもとに「臨床経験」を重ねてきたのが、多くの「医師の経歴」となります。ここから、中村や石飛の「『自然死』を知らない医者」という表現が出てきます。つまり、直接的な接触をとおして、抽象的、科学的知識より優れている「老衰死」概念を「臨床経験」から導き出したということになります。

それは、医学的「老衰」での「専門性の基準」に対抗する根拠となります。そこに「診療の場」の意義が見いだされるのです。

（二）「理念型」としての「診療の場」――病院・診療所・施設

臨床的「老衰」言説の場を、病院・診療所・施設と区分しました。その根拠を明らかにしておきます。まず、本質的に組織体制としての成り立ちが違います。また、医師間の相互関係やそのほかの職員との関係、医師と患者・利用者およびその家族との関係性などの違いも明らかです。

ここでは、次のような「理念型」としての定義を述べ、実証研究の後にあらためて検討することにします。

病院＝入院医療下での「救命のレトリック」

病院という組織体制では、「専門性の基準」や「同僚依存型診療形態」が完全になくなることはありません。また救命という理念も同様です。ここでの病院とは救命を目的とし、入院医療を基本的な診療形態とする場で、死因「老衰」の診断がされることになります。

そこで、病院とは入院医療下での「救命のレトリック」という状況の中での「老衰」言説である、と定義しました。

施設＝介護下の「自然死のレトリック」

施設とは老人ホームでの介護・福祉を介した「老衰」言説であり、すでに「特養配置医」の著書や最近のＮＨＫ番組で取り上げられた「老衰」言説です。そこでは、「老衰」より「自然死」が頻繁に使用されことにより、介護下の「自然死のレトリック」としました。

診療所＝在宅医療下の「老衰のレトリック」

診療所では、入院医療としての「老衰」と、在宅医療を通しての介護・福祉的な「老衰」のいずれもが行われ、幅広い「老衰」状況がみられます。特に、在宅医療での「老衰」診断が多いため、ここでの定義を在宅医療下の「老衰のレトリック」としました。

次の実証研究の対象は、病院と診療所の医師ですので、この二つについての違いが主になります。施設については、一般的な著書や「メディア報道」に頼ることになりますので、これらの区分は理念型として示しています。よって、本書ではこの三つの区分での具体的言説の違いや、「老衰」の病態に言及していません。

実証研究では、「診療の場」と「医師の経歴」すなわち「臨床経験」が交差して医師の言動が成り立っているとの「仮説」のもとに、その妥当性を検討しています。なお、実証研究では診療所医師の「選択と決断」を中心に検討されます。

三　「『老衰』と診断する医師の『選択と決断』」——実証研究

医学的「老衰」言説は抽象的・総論的・理念的ですが、臨床的「老衰」言説は具体的・個別的・現実的となります。それが本章の最初に示した例の中にある問題です。ゆえに、臨床的「老衰」は死因「老衰」診断現場と重なります。

主要な問いは次のようなことです。まず、「死亡の防止」という明白な目的をもつ統計的「老衰」、「記入マニュアル」に集大成された制度的・規範的「老衰」、「専門性の基準」という強い自明性をもつ医学的「老衰」、これらを背景として、死因「老衰」診断の現場はどのようになっているのでしょうか。次に、医師は「老衰」および死因「老衰」をどのように理解し、その診断基準をどのように構成して、「選択と決断」を行っているのでしょうか。主には、この二つの問いに応えるための実証研究です。

質的研究をもとにして、臨床的「老衰」言説の実状を明らかにします。それは、死亡診断書には「医師の個人差」、「医師のくせ」が出るとされた数量的検討からの方法論の転換ということになります。さらに、臨床的「老衰」言説の背景となる、「診療の場」と「専門性の基準」、「医師の経歴」と「臨床経験」の問題を、死因「老衰」診断現場から解き明かすことになります。なお、質的研究の具体的方法論、本調査の限界については割愛させていただきます。

対象者の属性

対象医師は、一二人です。大学病院・民間総合病院勤務医は専門医と総称し、四人（D‐1からD‐4）です。診療所医師は家庭医と総称し、八人（D‐5からD‐12）です。

家庭医は、個人開業（開業医）五人と公立診療所医師三人で、いずれも一人体制でした。

対象医師の経歴は次のとおりです。専門医は大学勤務一人、大学病院を経てから病院勤務医となった三人の計四人です。家庭医の経歴は、大学病院・病院勤務医を経て個人開業したものが五人です。大学病院・病院勤務医を経て公立診療所の勤務医二人で、現在は「医局」のコントロール下にはありません。大学病院からの派遣医師一人となっています。

年代は、七〇歳代二人、六〇歳代五人、五〇歳代二人、四〇歳代一人、三〇歳代二人となっています。平均的なインタビュー時間は四二分でした。ただ、インタビューガイドに示した問いに、すべて答えていただけなかった場合もあります。

同様に、看護職四人、介護職二人の計六人、地域住民七人にもインタビューを行っています。なお、Dは対象者の記号となっています。

インタビューの要点

医師へのインタビューガイドの要点

(i)「老衰」の死亡診断をされたことがありますか。

（ii）臨床的に「老衰」は定義できるのでしょうか。
（iii）「老衰」の診断根拠――死因記載はどのようにしていますか。
（iv）「老衰」の起点はどのような状態でしょうか。
（v）そのほか「老衰」についてのご意見をお聞かせください。
看護・介護および住民へのインタビューガイド
（i）「老衰」、「老衰死」という言葉について、何でも思われることをお話しください。自分では「老衰」をどのようにイメージしていますか。
（ii）「老衰」は「病気」だと思いますか。

調査結果と仮説の生成

対象者の「ことばや語り」を多数引用し、調査結果の背景を補強するべきですが、ここでは多くは省略し、結果と仮説のみを述べます。

この質的研究は診療所医師の「選択と決断」の背景を探ることにあります。なお、「専門性の基準」と「同僚依存型診療形態」が病院という「診療の場」ではどのように機能しているのかを次の研究課題と予定しましたが、そこまでには至りませんでした。

（一）「病院には『老衰』はない」は共通理解

○調査結果

医師への質問、（i）「老衰」の死亡診断をされたことがありますか、の回答結果は次のようになりました。

専門医四人中二人の臨床医は、「老衰」死亡診断の経験はないと答えました。八人の家庭医は、病院勤務医時代は「老衰」と診断したことはなかったが、家庭医としては全員「老衰」診断をしたことがあると答えました。

また、専門医が所属する四五〇床の総合病院では、平成二三年度中に二三〇人の患者さんが亡くなっているが、「老衰」という死亡診断書は一通もなかったということが確認できました。

◇仮説の生成

「病院には『老衰』はない」は、専門医および家庭医の共通認識でした。

すると、病院と診療所に勤務する医師の思考の間には、明らかに「老衰」に対する認識に差があることになります。

（二）「老衰」定義および診断基準は多様――「感覚的」概念としての表出

○調査結果

医師への質問、(ii)臨床的に「老衰」は定義できるのでしょうか、への回答はさまざまでした。二人の基礎医学系の専門医は、それぞれの「専門性の基準」を述べました。二人の臨床系の専門医は「病院臨床」的「老衰」概念を述べました。

家庭医の定義は多様でした。「『老衰』を定義してください」というと、定義を記載したり(二人)、会話でもその概念を説明しました。「『老衰』のイメージについてお話しください」というと、医師は自分のイメージを語りました。

さらに会話を進めて、「『老衰』の定義の一般化は可能ですか」と問うと、ほとんどの医師は「無理、医師それぞれ」と答えます。そして、「老衰」は「感覚的」概念とする医師が多くみられました。それは、序章での医師(D-10)の「本当は感覚ですね、寝たきりで徐々に変化していく状態が、老衰」とのことばに、典型的に表出されています。

◇仮説生成

専門医はそれぞれの専門科が属する「専門性の基準」に沿った「老衰」概念を表出しました。家庭医は「老衰」に対して、それぞれ自分の〝イメージ〟を表現し、それを定義と自覚しています。しかし、それを他者(特に他の医師)に伝えるための定義を求めると、「老衰」は「感覚的」概念との表現を使います。ちなみに、「感覚的」とは、「理屈では捉えきれない、感覚や感性に関すること(『広辞苑』)です。

「老衰」定義やその診断態度は多様に表現されるが、それは「感覚的」であるとの意識がみられました。

(三) 家庭医の反省

「老衰」と診断する医師の「選択と決断」に共通する「感覚的」概念を、さらに「医師個々人に内在する要因」へと検討を進めます。

○調査結果

「診療の場」の異動により、家庭医は病院医療の批判と反省を述べます。カッコ内は筆者の補足です。

「外科系は術死をなくそうと、昔は、一日でも長く生かそうと、末期でもIVH(中心静脈栄養法)をいれた。そうすると、死ぬ時は太るんです、それで良いのかなと思った」「僕たちの時代は、IVHしたことも反省している」(D-7)。

◇仮説の生成

医師は、「診療の場」の異動に応じて、あらたな臨床経験のもとで、医療を再評価しています。医療を評価できる比較対象をもつことにより、現代医療への批判・反省となります。

比較の対象——家庭医の場合は専門医——があるということは、「老衰」診断の場では、重要な要因となります。それは、施設に勤務する医師の病院医療への批判とも共通性をもちます。

(四) 死の教育と情報の入手

「老衰死」から連続して死および死の教育へと「語り」がつながってきます。そして「老衰死」の情報をどのように入手するかになります。

死の教育は受けなかった

○調査結果

死の教育の問題にも、話題が及びます。医師の「語り」は次のようになります。

「医学教育では老衰の教育を受けた記憶はない、老年医学自体がない、教育も受けていない、経験もない」(D - 11)。

「(内科専門の) 認定医のカリキュラムにも、そのような教育はされていない。医学教育ではそのようなことはない」(D - 4)。

◇仮説の生成

ほとんどの医師は、医学部の教育期間中に「死の教育」を受けたことはない、という点で共通していました。また、臨床経験の中で、個々に学ぶことが表出されました。

医師は「臨床経験」を通じて、自己の死生観を形成していくことになります。その死の現場に「老衰」がない病院なら、「老衰」概念は形成されないわけです。もし、語られるとしてもそれは、「病院臨床」における「老衰」であるといえます。

情報の入手――「老衰死」や死をどのように学ぶのか

○調査結果

それでは、医師はどのようにして「死」を学ぶのでしょうか。

それは、次のような「語り」から、うかがい知ることができます。

「老衰、自然死を勧める本を読んだ（D‐11）」。

「少数だけど、ちらほら意思表示者（リビングウイル）が出てきている。テレビでやっていた（D‐8）」。

七人の医師は、会話の中で、死やそれに関する情報の多くを、マスコミから入手している状況を語りました。医師は、専門書（医学書、医学論文）ではなく、マスコミなどの報道（社会的基準）に敏感であるといえます。

◇仮説の生成

医師は医学教育課程では、死については学ばない。すなわち「老衰死」概念を学ぶことはなく、「臨床経験」と一般社会的な情報からその知識を得ているといえます。

医師の「老衰」や死の情報源としては、著書やテレビなどのマスコミが主であり、ここには一般の人々との共通性がみられます。

（五）共通するイメージ――「自然に」・「枯れるように」

看護・介護・住民へのインタビューの質問内容は簡単で、「『老衰』は病気ですか」、「『老衰・老衰死』のイメージを述べてください」の二問です。

〇調査結果

医師および看護・介護・住民のインタビューから、「老衰」のイメージとして出てきたことばは、「自然に」、「枯れるように」でした。また、「老衰」状況に至る過程は、「としをとる」、「としだから」という表現でした。

住民のみに特徴的な表現は「寿命」でした。「老衰」は病気ではない、という認識は、ほぼ全員が共有していました。

◇仮説の生成

医師と一般の人々に共通する「老衰」のイメージの表現型として、「自然に」、「枯れるように」ということばが抽出されました。

(六) 一番重要な相互関係――患者・家族との関係

「老衰」と診断する医師の「選択と決断」の背景を五つ挙げましたが、それは「医師の思考過程」の背景ともいえます。「老衰」と診断する医師の「選択と決断」に最も強く作用する重要な要因が残されています。

○調査結果

家庭医は、多様な相互関係過程で、何を一番重要と考えているのでしょうか。当然、本人の意思を確認したり、尊重するとした医師は五人でした。しかし、現実には認知症などで意思疎通が不可能な病者が多いので、全員が家族との相互作用を一番重要と答えました。

「一〇一歳の婆さんは、一日おきに食べて、ジワーッと亡くなった、典型的な老衰。本人はここで診てもらって、元気なときに、どこにも行かない(と言っていたので)、家族はわかっている。一番良い死に方だった」

「思うのは、やっぱり患者と家族。家族がいかに老衰死、病気を理解しているか。在宅では家族が一生懸命やっている。家族がいかに安楽にしようと思っているのか(を考慮する)」(D-6)。

「本人の意思―どこにも行かない」は主要な因子であることは間違いありません。ただ、医師と家族関係も多様であるため、医師の意向と、家族の意向は必ずしも一致しない場合もあります。さらに、家族の意向自体も統一されたものではなく、種々の影響を受けて形成されています。その辺の事情を、医師は次のように語ります。

「医師が老衰側に勧めてもなかなか来ない。胃瘻をすすめるとそちら側にいく、医療をする方向へ。何もしないでもという人は一人もいない。せめて、点滴でもと。（さらに）保険上の問題があるならば、積極的に誤嚥性肺炎と書きます、老衰と思っていても」（D - 10）。

「在宅で、肺炎で死亡したら、『なんで、病院へ連れて行かなかったのか』と言われる（家族以外の人から）」（D - 6）。

◇仮説の形成

基本的な医師の態度は、本人の意思を尊重しながら、家族との関係を主にして形成されています。医師自身の要因・意向が優先することはなく、あくまでも他者の意思を尊重するという消極的な態度をとることが多い。その意味において、「老衰」診断の場での主要な要因は患者・家族との関係です。

（七）医師の「選択と決断」の全体像

それでは、「老衰」と診断する医師の「選択と決断」の全体像はどのようになっているのでしょうか。

○調査結果

医師の「選択と決断」の背景を探るために、六〇歳代、有床診療所勤務、家庭医経験一五年である対象医師（D‐6）のインタビュー内容をまとめてみます。かぎカッコは対象医師の発言、カッコ内は筆者の補足です。

対象医師の「老衰」診断の前提は、「うちには、CT、MRI、超音波、全部あるから、調べて死因となるものがなければ、自分の経験上の判断（で「老衰」と診断する）」から、医学的な根拠があると明言します。そして、「老衰」の定義を「癌や明らかな肺炎などの急性炎症性疾患等の直接原因に結びつかない状態で死を迎えること、特殊な治療を要しないな

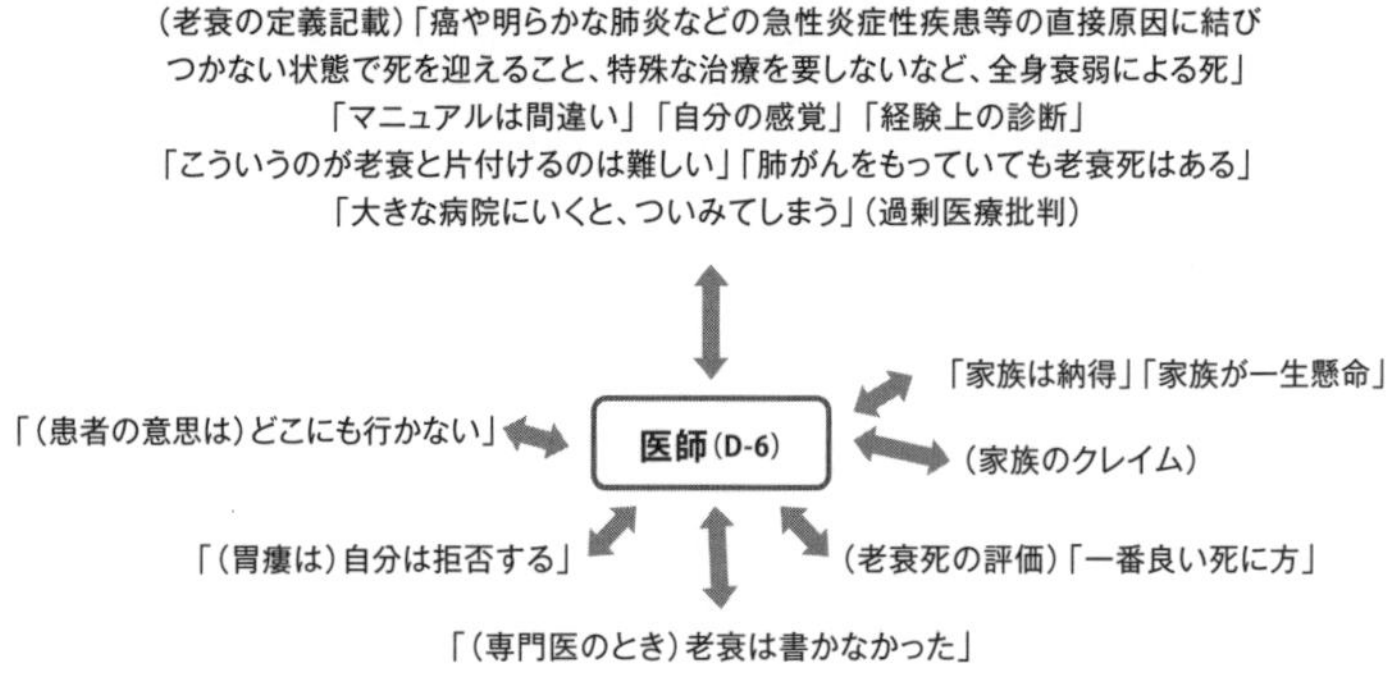

図６　医師（D‐6）の言説

ど、全身衰弱による死」と記載しています。
その前提のもとに以下のような言説構造がみられます。
「記入マニュアル」の「老衰は書かないでください」という注記は間違い、と言明します。そして「老衰」診断は、自分の「感覚」、「経験」をもとに診断を行っています。ただし、他の医師に「こういうのが老衰」と説明するのは難しいと述べ、「肺がんをもっていても老衰死はある」となります。この回答は、診断の前提や「老衰」定義の記載とは異なり、「非合理的言説」といえます。

高齢入院患者が自分は「どこにも行かない」という意志を尊重します。また、「家族が納得」し、「家族が一生懸命」に介護する姿に同調します。しかし、家族のクレイムに対しては、敏感に反応するとも述べます。すなわち、患者や家族との相互関係で変化することを述べています。さらに、超高齢者を病院に紹介すると、胃瘻やＩＶＨ（中心静脈栄養）を積極的に行っているとの批判をも述べます。このように「患者依存型診療」と同時に、過剰医療を批判します。

そして、「老衰」は「一番良い死に方」、胃瘻などの延命は「自分は拒否する」との価値観を示しました。それは、医師個人の内面的な表出、すなわち「個人的イデオロギー」となります。さらに、「肺がんをもっていても老衰死はある」とするのは、対象医師の「一番良い死に方」という価値観の上に立っていました。

また、家庭医になってはじめて「老衰」診断したことは、「思考の変化」があったことになります。

Ｄ‐６と序章のＤ‐10の医師には、「老衰」定義の曖昧さと「感覚的」診断、患者・家族との相互作用、診療の場の異動からの思考の変化および自己の価値観・死生観の言明など、共通の構造を認めることができました。

◇仮説の生成

家庭医が診断現場で、死因「老衰」の「選択と決断」をする時の基本的構造は、「非合理的言説」、「患者依存型診療」、「個人的イデオロギー」、「思考の変化」となります。この中では、「患者依存型診療」すなわち患者・家族関係が最も重要な要因となります。いずれにしても、多様な外的要因を考慮しながら、しかも自分の内的要因との統合の上で、「選択と決断」がなされているといえます。

四　「『老衰』と診断する医師の『選択と決断』」――「診療の場」と「社会的基準」

実証研究の場は、主には診療所でした。しかし、少数ながら病院医師も対象としています。ただその病院は、最も強い「専門性の基準」に依拠した「病院臨床」としての「診療の場」です。そして、家庭医の「診療の場」の異動による批判と反省は、この「病院臨床」へのものです。

そこで、「診療の場」を確認しておきます。

（一）理念型としての「診療の場」の確認

「病院には『老衰』はない」という結論は、次の問題を引き起こします。それは、「老衰」の死亡場所として病院が四〇％であるという統計的な事実であり、その病院とは何かという問題となります。

序章でFreidsonを引用し、「患者依存型」と「同僚依存型」の診療形態の相違から「病院には『老衰』はない」という結論を得ました。Freidsonの診療形態には、さらに大学病院のような「専門職的官僚制」という区分があり、専門職による内的規制が最も高いと想定されています。よって、「病院には『老衰』はない」といわれる病院とは、患者への依存度の減少と同僚への依存度が最大の「専門職的官僚制」をもつ病院群となります。つまり、「老衰」診断現場の病院からは、「専門職的官僚制」をもつ病院群、すなわち「病院臨床」とされた病院は除外されることになります。

よって、「老衰」死亡場所として最大の病院とは、「専門性の基準」や「同僚依存型診療形態」への依存度が低下した病院群となります。しかし救命という理念は維持されていると考えられます。組織という要因からみると、病院では「専門性の基準」と「同僚依存型診療形態」が〝ゆるむ〟方向にある場合、たとえばいわゆる「老人病院」などでは「老衰」診断は許容される可能性があります。

それは、今永（二〇一四）が、「他医師からの『老衰』という概念の提示」、「他医師の『老衰』という診断に対する同意」があるならば、「老衰」診断の許容に向かうことを述べている点からもうなずけ、私の質的調査もそれを支持します。

また「取材班」(二〇一六)でも、老年医学会員へのアンケート調査結果を、「老衰自体を認める医師・認めない医師」と区分し、基礎医学系、大規模な急性期病院では認めない結果を得ています。さらに、「勤務医と在宅医、診断への回答が正反対」とし、大学病院・急性期病院と療養型病院・在宅医療機関で正反対の結果となったと述べています。

一方、診療所も多様な性格を帯びています。たとえば医師D‐10は無床診療所ですが特養を併設しています。D‐6の医師は、有床診療所で在宅医療を積極的に行っています。さらに、「老衰」診断の態度も、積極型から消極型までに分布し、丸山(一九五八)の「医師の個人差」は、現在も確認できます。

「老衰」の「診療の場」の定義では、まず「専門性の基準」や医学的「老衰」言説を基盤とし、救命の理念と入院医療を原則とした「同僚依存型診療形態」としての病院を右におきます。そして、「自然死」や「介護力」を背景とする文化的・社会的「老衰」言説を強調する施設を左におきます。そして、その中間的位置に、在宅医療を中心とした診療所をおきます。この幅広い「診療の場」に「老衰」言説があると考えます。

それぞれの「診療の場」での「臨床経験」をもとにした「老衰」概念のとらえ方が異なっていることが明らかになり、理念型としての「診療の場」の区分には、一定の妥当性があることになります。

(二)「社会的基準」という解答

質的研究での、「老衰」診断現場における医師の「選択と決断」についての主要な成果は次のようになります。

まず、家庭医は「老衰」の診断では「感覚的」ということばを使います。また、他者への説明を求めると「感覚的概念」であると述べます。つまり、「理屈では捉えきれない」のです。

そして、この「感覚的」と表出された背景を探ると、家庭医が診断現場で死因「老衰」の「選択と決断」をする時の基本的構造は、「非合理的言説」、「患者依存型診療」、「個人的イデオロギー」、「思考の変化」から成り立っています。その多くは医学的基準や「科学的根拠」ではなく「社会的基準」といわれるものでした。

この医師の「選択と決断」の根底にある「社会的基準」という概念は、医師であり医療社会学者である、Christakis の『死の予告　医療ケアにおける予言と予後』(1999 = 2006) をもとに、一般化しました。なお予後とは、「罹患した場合、その病気のたどる経過についての見通し。俗に、病後の経過。(『広辞苑』)」です。

Christakis は、医師の思考における「非合理性」は、患者が病気に対して抱く非合理的思考と共感的になりうる、と述べます。それは、「医師もまた病気に対する主観的体験、主観的観念の世界に生息しているのであり、真空の地点からではなく特定の場に立った見地をとっている」

（Christakis）からです。

「予後」を「老衰」に置き換えると、その事実は、本章での質的研究でも追認されたと言えます。死因「老衰」診断現場では、「診療の場」の異動から得た「臨床経験」、自身の生死観を背景として「俺だったら嫌だなと思いながら」という医師の感情的要素などが明らかにされました。また、「癌も老衰のようなもの」、「保険の問題があるなら、肺炎と書く」などの言説は、「非合理性」の要素として明らかです。また、「患者依存型診療」という面では、医師は患者・家族に共感の感情を抱きます。

次にChristakisは、「予後は医師の社会的・職業属性と、医師の診察の構造的・組織的要因に依存するという点において、社会的に構築されている」と述べています。ここでも「予後」は「老衰」に置き換えられます。医師の社会的・職業的属性と医師の診察の構造的・組織的要因とは、「診療の場」の異動、「医師の経歴」、「臨床経験」などになります。よって、「『老衰』は社会的に構築されている」ので、多様な「老衰」言説を示したように、本書の趣旨に沿うものです。

さらに、Christakisは、次のように述べます。

> 予後に対する厳密な生物学的な基準が不在の場合、医師は予後を定式化するために社会的基準に目を向ける可能性があるのだ。

死因「老衰」の現場では、「老衰」概念が曖昧なことによる「厳密な生物学的な基準が不在」であり、「社会的基準」に目が向けられます。そこで医師は、多様な相互関係を考慮しながら、「社会的基準」（「非合理的言説」、「患者依存型診療」、「個人的イデオロギー」、「思考の変化」など）に依拠して、確信をもって死因「老衰」を診断しています。

「病院臨床」では、「老衰は社会的概念である」という「転換のレトリック」が現在も生きていることを述べました。この「社会的概念」と「社会的基準」は、「老衰」言説の場においては、同じものとしてとらえています。つまり、「世間」一般が共有する概念や基準ということです。そこに医療者と一般の人々に共通する感情的要素が成立することになります。

私は、「社会的概念」や「社会的基準」のさらに奥深い所で、「老衰」言説の場に立ち現れる「暗黙の社会的基準」が存在することを明らかにしようと思います。

本章の（四）「情報の入手」、（五）共通するイメージ――「自然に」・「枯れるように」で述べた結果と仮説が次の章で生きてきます。

第五章　文化的・社会的「老衰」

「老衰」は、文化的・社会的「老衰」と死因「老衰」で構成される概念であると定義しました。本章では、死因「老衰」に対抗できる文化的・社会的「老衰」概念を、どのように構成したかを明らかにします。

「老衰」ということばは「医療化」により、医学的意味と文化的・社会的意味の両義性をもつ概念として一世紀以上が経過してきました。その過程では、死因「老衰」の中の「専門性の基準」言説（医学的意味）が主流でした。

そして、「病院臨床」での「いわゆる老衰」、「社会的概念」という「転換のレトリック」言説が現在も生き続けています。また死因「老衰」診断の現場では、「専門性の基準」と同様に「社会的基準」が、「選択と決断」の重要な背景であることがわかりました。そして、医師の側と一般の人々との間には、この「社会的基準」が介在していることも確認できました。ところで、この「社会的概念」、「社会的基準」とは何かが問題となります。

本書では「社会的」を「世間的」としてとらえています。つまり、「老衰」について「世間」すなわち「一般の人々」が抱いている考えや言説です。そこでは、「社会的」というよりは、「文化的」と表現する方が適当であり、これを文化的・社会的「老衰」と表記しました。「文化とは、人間の行動を支配する諸原理の中から本能的で生得的なものを除いた残りの、伝承性の強い社会的強制（慣習）の部分を指す概念だと考えて頂いてよい」（鈴木孝夫、一九七三）という鈴木の定義をもとにしています。

そこで、「老衰」ということばのもつ文化的、社会的（世間的）意味を、日本の歴史の中で考えることになります。

死因「老衰」言説が多様であることは明らかでした。同じように、文化的・社会的「老衰」言説も多様なのでしょうか。まずその言説をみることにします。

次に、「老衰」から死因「老衰」への転換期の歴史を概観します。

そして、「老衰」を「老い・衰え」としてまず分節化し、それをさらに統合する作業を行います。

最後に、私の構成した文化的・社会的「老衰」概念の意義について述べます。

一　文化的・社会的「老衰」言説の特徴

「老衰」の語りを概観すると、「老衰」は大きくは二つ、生物・医学的文脈と歴史・文化的文脈との間で語られています。

生物・医学的文脈（死因「老衰」）では、その意味づけ、価値観は一様ではなく、それを「専門性の基準」として検討してきました。もちろん、公式統計のもとになる「国家」が規定する「老衰」は「自然死」であることは述べました。

（二）歴史・文化的文脈

他方、歴史・文化的文脈では、黒井（二〇一〇）、新村（二〇〇六）が表現するように、「自然な死」、「理想の死」などの「良い死」の意味が含まれることが多くなります。

黒井千次（二〇一〇）、作家

「老衰」が医学用語であるのか否かは知らないが、しかしこの言葉には病名とは異質の響きがある。「老衰」のために命の終末を迎えたと聞かされると、なにか自然な気持ちを覚える。充分に生きた末のことなのだ、と納得させられる。

新村拓（二〇〇六）、医療史家

苦しむことのない安らかな死、それは仏への信仰によって支えられた死であったが、一方、加齢にともなう臓器の生理的な機能低下による死、いわば天寿を全うしたといわれるような老衰死も古来から理想とされる死となっていた。

医療者側からも、「日本語の『老衰』という表現には、自然死への前段階を意味する内容が一般に強く含められていると考えてよい」（和田、一九七一）と歴史・文化的な文脈に沿う発言は多くみられ、実証研究でも確認できました。

（二）辞典・事典から

一般的には、国語辞典での「老衰」、「自然死」がまず参考にされるので、それをみてみます。国語辞典では「過程」が述べられているのみで、「老衰死」の項はありません。

老衰

老いて心身が衰えること。（『大辞林』第三版、二〇〇六）

老いて心身の衰えること。（『広辞苑』第六版、二〇〇八）

自然死

外傷や病気などによらず、生活機能の自然衰退によって死ぬこと。老衰死。（『大辞林』）

寿命が尽きて死ぬこと。また、事故・殺害・自殺などによらない死。（『広辞苑』）

「自然死」は、両辞典とも外因死を除外することでは一致し、前者では「老衰死」と解し、後者では「寿命」と解している。前者が「記入マニュアル」の方向であり、後者が私が、これから構成しようとする方向です。

次に、百科事典へと進みます。事典になると、医学・生物学的文脈と歴史・文化的文脈における

「解釈・解説」を併記しています。「ウィキペディア」を例にとってみます。

ウィキペディア（二〇一四年一月三〇日）

「老衰」とは、年をとって心身が衰えることを意味する。医学が未発達の時代には高齢者の死因は老衰が原因としていた。生物学的・医学的には老化に伴って個体を形成する細胞や組織の機能の低下、恒常性の維持が困難になることが原因。老衰によって生命活動が終わること（死ぬこと）を、「老衰死」という。老衰による死を表すのに、平素の日本語では「寿命が来た」「寿命が尽きた」などとも表現する。

（三）「形容される死」と「老衰」死の特徴

表現的には多様に語られる「老衰」は、その根底に一つの方向性をもっているというのが私の考えです。つまり、「よい死」、「理想の死」であり、それは次のように「形容される死」にもあらわれています。

歴史的には、「安楽死」、「尊厳死」から始まり、最近は「満足死」や「平穏死」などです。「形容される死」では、「満足に」、「平穏に」、「安楽に」、「尊厳をもって」などの形容詞をもち、「苦痛のない死」、「良い死」が希求されるという共通性がみられます。「老衰」にも、老い衰えに連続する「苦痛のない死」が望まれているのは「形容される死」と同様です。

それでは、「形容される死」と「老衰」の違いは何でしょうか。次の点で「老衰」は「形容される死」とは明らかに区別されます。①「老い」という年齢的な要因を伴う、②「老い衰えゆく」心身の客観的な判断を伴う、③長い歴史性と文化性をもつ、④疾病ではないが死因となる。特に、最後の死亡診断書に記載する死亡の原因としては「老衰」だけが記載可能である点が、他の「形容される死」との明確な相違です。

それでは③長い歴史性と文化性をもつとは、どのようなことでしょうか。他の「形容される死」と違う「老衰」、それを明らかにすることが次の課題です。

二　死因分類前期（＝「医療化」前期）

死因分類前期、つまり、「老衰」が「医療化」される前の時代を、文化的・社会的「老衰」の時期としても読み替えることができるとしてあります。それでは、死因分類前期とはどのような状況だったのでしょうか。

（一）病名（死因）は必要なし

家近（二〇一四）は、一八六〇年代の状況を次のようにまとめています。

当時の人びとにとって、亡くなった時点の年齢は重要であった（これは、むろん、長寿であったか否かということへの関心があったからだ）ものの、具体的な病名を知りうるチャンスが少なかった（もしくはなかった）だけでなく、知る必要もなかったということである。

さらに、「そもそも人は病ならで死ぬるは、百千の中に、まれに一人二人」（『玉勝間』）と本居宣長が述べています（新村、二〇〇六）。そして、「死因はどうでも良かったのである。それが、病死という、ごく簡単な表現ですまされた最大の要因」となったのです（家近、二〇一四）。つまり、病名や病因ではなく、長寿であったかどうかが最大の関心事であったのです。

（二）死因分類前期の状況

このような、死因分類前期の「世間」の状況はどのようになっていたのでしょうか。新村（二〇〇二）は次のように述べています。

それまでの社会においては、変死・横死（不慮の事故）、または悪しき風聞などがなければ検使役による検分もなく、死は家族・親族らによる確認と、宗門改めの際に死亡を申し出る程度のことで済まされていた。また、臨終の場に医師が立ち合うこともまれであった。

すなわち、死因分類前期（＝医療化前期）とは、①自然死／外因死の区別のみで、外因死だけが問題とされた。②死亡場所は自宅であった。③死に対しては、「死の医療化」前であり、患者は死と直接対峙する。④もちろん医師の介入 はほとんどなく、非医療が当然の時代です。そこでは、感染症が主体で、平均寿命（一八九一～一八九八年）は男で約四三歳、女は約四四歳程度、という時代背景をもっています。

(三) 死因分類前期のカテゴリー――全身病・高齢・老年

どうでもよかった病名や死因（死亡原因）を必要とする時代が到来します。この転換期の状況を、新村（二〇〇二）は次のように述べています。

> 死にあっては医師の診察、死亡診断書の提出が不可欠となっている。それがなければ埋火葬の許可が下りないからであるが、そうした仕組みを作り上げたのは明治政府であり、一八八〇年代初めのことである。これによって死は医師を介して公的に管理されるものとなり、医療の中に取り込まれることになった。

このようにして、死が「医療化」されたことこそが、医制発布の重要な意味です。そして、「医制45条」の規定となり、死が国家により管理される起点がここにできたのです。

死亡病名や死亡の原因を統一するには、その前に病名の分類や規則が必要となります。ＩＣＤ-1までの「国際ルール」適用前の段階ではどのようになっていたのでしょうか。『ＩＣＤ-１００年』をもとに、「老衰」の歴史をたどると、次のようになります。

明治八年には死因を一一に分類し、その第2類「全身病」の下位カテゴリーに「老衰」が分類されています。そして、明治一六年には一二に分類され、第2類「発育及び栄養的病」という大分類の下位カテゴリーとして「老衰」が分類されています。日本での死因「老衰」は、全身病（明治八年）→発育及び栄養的病（明治一六年）→全身病（ＩＣＤ-1，明治三三年）→老年（ＩＣＤ-2，明治四二年）→老衰（ＩＣＤ-4，昭和四年）へと推移し、大分類「老衰」への道を歩むことになります。

なお、明治三六年発行の「死亡原因類別調査報告」には、「明治三三年の死亡票は一〇〇万に及び、その記入された死因名は一万内外で、記入名は、漢名、英語名などすこぶる煩雑であったが、それを、一二病類として、重要死因四六分類している。その第三九が『老衰』である」（『ＩＣＤ-１００年』）と説明されています。

死因分類前史としては、「老衰」は全身病や発育及び栄養的病というカテゴリーの中に分類されていますが、「老衰」という死因は、最初から一定の定義や概念のもとに分類されたものではないことは、老病・老人マラスムス・栄養消耗などの病名からも明らかでした（第二章）。すなわち、多様な類似・近似の概念を「老衰」と分類し、制度化することによって、「老衰」ということばが、医学的に統一されていきます。一方では、人々は統一の基準をもたないので、多様な概念が「世間」に沈澱していくことになります。

長い歴史過程からみると、「高齢者の死」の表現としては、「高齢・老齢」つまり「としをとる」と表現されるのが一般的であったと考えられます。

（四）医療者の視点

そのことは、幕末の医療者側の視点からもうかがわれます。新村（二〇〇二）は次のように記述しています。

緒方洪庵の翻訳書『扶氏《ふし》経験遺訓』（一八五八〜六一年）巻一三によれば、「凡人命長久スレハ、自然ニ一種ノ病態ヲ現ス。其証タル虚労ト枯労ノ二徴ヲ合セル者ナリ。之ヲ老衰ト名ク」とあり、老衰は「自死ニ趣クノ前道ニシテ、天寿ヲ終ル者ノ遁《のが》ルルコト能ハサル所ナリ。故ニ固《もと》ヨリ治スヘキニ非」ざるものであるが、医療的には「唯少諸証ヲ緩柔ニシテ、聊《いささか》其進歩ヲ遅延ニシ、以テ耐ヘ易カラシム可キノミ」であるという。

ここでは、「老衰」は、「人命長久」し「自然」な「病態」となり、「天寿」を終わる者とされます。すなわち、長生き（長寿）して、「天寿」を全うして、「自然に」死に至る状況において、はじめて

「老衰死」が成立することになります。多くの老人にとって、「望ましい死」の一つの形となります。つまり、「医療者側」も「一般の人々」も同じ概念を共有していたことが大事なのです。

なお、『扶氏《ふし》経験遺訓』（一八五八〜六一年）は独人医師フーフェランド（一七六二〜一八三六）の原著（一八三五年）を蘭人医ハーゲマンが一八三八年に蘭訳したものを邦訳したものです（新村、二〇〇二）。

三　文化的・社会的「老衰」の構成

死因分類前期では、まず病名が必ずしも必要なかったことが明確です。そして、「老衰」ということば自体に「老衰死」の意味が必ずしも含まれていなかったと思われます。また、同じような言葉としては「老齢・高齢」すなわち「としをとる」という表現が一般的なことのように思われます。

このような状況を踏まえながら、私は次のように、文化的・社会的「老衰」概念を構成しました。

（一）「老衰」――肯定的分節としての「老い」・「衰え」

吉本（二〇〇二）は、「老い」と「衰え」を次のように表現しています。

・「老い」と「衰え」ということばは、意味と価値が違うというのが本質だと思います。

・老人になるとだんだん「老い」と「衰え」が同じ意味に近くなっていくんだと思います。「死ぬ」という言葉も同じです。
・若いときは「老い」と「衰え」の二つのことばで語られたとしても、老人の域に達すると曖昧模糊とした形で絡み合って、本質的には分けて考えた方がいいのですが、「老い」と「衰え」がうまく分けられなくなるということですかね。

「老い」と「衰え」は本質的に関係はなく、その意味と価値も違いますが、老人の域に達した時期では曖昧模糊としてきます。吉本にならい、「老い」と「衰え」を分節化し、さらにそれを統合して、文化的・社会的「老衰」を再構成します。

(二)「老い」の肯定――「長寿」

新村によると、わが国での高齢者の分類は古代にさかのぼります。

古代の『律令』においては、古代の『唐令』における五段階の年齢区分法を継受して六一歳から六五歳までを老とし、さらにわが国独自に六六歳以上を耆《き》とする分類を採用した(新村、一九九一)。

「老耆《き》」とは、老齢の者、年寄りをあらわします。また、「老耄《もう》」でも、「老」は七〇歳の老人、「耄」は八〇歳、九〇歳の老人で、現在の意味としては、老いぼれること、老いぼれた人（『広辞苑』）となっていますが、必ずしも、否定的意味が強調されてはいません。

平均寿命の格差は時代によって大きいですが、老人年齢の始期に対する考え方に違いがみられないのは、ヨーロッパにおいても同様です。Thane（2005=2009）は「年寄りの定義には一般民衆の言説でも公的規定でも、時代や地域を超えて、驚くべき類似性がみられる」と述べています。すなわち、平均寿命が短い時代に、老人、老いるということは、「長寿」を達成できる頻度は低いという、時代背景や環境があり、それゆえに希少価値を生むことになります。

日本では「老いの価値と評価」（新村、一九九一）として、以下の五つが挙げられます。1．老いの知の有効性、2．家族の精神的な紐帯、3．旧慣故実・先例従死の姿勢、4．人間関係における調節機能、5．文化の伝承とともに長寿者が持つとされる呪力。

前近代における老いの評価はこのように、肯定的価値をもつものでありました。そこから、長寿を表現する次のような日本のことばが生まれるのです。七七歳—喜寿、八〇歳—傘寿、八八歳—米寿、九〇歳—卒寿、九九歳—白寿、一〇〇歳—百寿などと表現され、それは現在も機能しています。「病気の過去を否定する意味での快気祝いがあるが、老いはむしろ重なり続ける年齢を肯定する長寿の祝いしかない」（黒井、二〇一〇）のです。

このように、日本の「老い」は、「長寿」という概念として、肯定的価値をもつものとなっています。

そこで、「老・老い」は、肯定的表現としての「長寿」となります。

(三)「衰え」の肯定――「自然」

次に、「衰・衰え」は「自然」、「自然に」として読み替えられることを明らかにします。それは、実証研究での一般の人々、医師の共通するイメージであり、歴史・文化的文脈で多用されることばです。

ただ「自然」も多義的な概念であり、ここでの「自然」は『広辞苑』をもとにしています。すなわち、「①㋐(ジネンとも)おのずからそうなっているさま。天然のままで人為が加わらないさま。あるがまま。㋑(副詞的に)ひとりでに」を意味します。

この「自然」は漢語ではなく、江戸時代までの「おのずから」の意味であり、そこには、日本人の自然信仰、仏教文化、疾病観などが背景としてあります。その表現形が「自然に」、「枯れるように」となります。よって、「日本人の自然観」(渡辺正雄、一九九五)は次のようになっているのです。

日本では、「自然」であるというのは「よいこと」なのです。「自然」という言葉が、何か理想的な状態、ないしは望ましい状態を示すものとして用いられていることが多いのです。「自然」という言葉には、そういう肯定的な、プラスのイメージがあります。

「自然死」＝「老衰」ではない

「老衰」を「自然死」と読み替えるのは、辞典でも「記入マニュアル」でもみられました。そこで、「自然死」と「老衰」の関係を確認しておきます。ここでは、「自然死」の言語学的起源を問うのではなく、明治期以前の「自然死」がどのようにとらえられていたのかを確認します。

記録に残された長寿者が真実のものであったか否か確かめようもないが、古代・中世の人々の多くは死んだ年齢をもって「天命」と感じていたようである（新村、一九九一）。天命とは定命であり、それは知ることのできないものである。しかし、天が寿命を司るのであれば、天の心を動かすことによってより長い寿命を期待することもできると、当代の人びとは考えた（新村、一九九一）。

右に述べられたことは、死一般に通ずるもので、「死んだ年齢をもって天命」と感じたことであり、その中に「老衰」は含まれ、「天寿」なることばであらわされます。ここでは、「自然死」＝「老衰」ではない、ということを確認しなければなりません。つまり、「老衰」は「自然死」の中に含まれ、そのほかの事故・殺害・自殺などによらない死も「天命・寿命」により「自然死」とみなされています。「寿命が長くても短くてもそれは天命であり、致し方ないものと感じていたのです」（新村、一九九一）。

「自然」・「自然に」・「枯れるように」――「天寿＝老衰」

このような、「寿命・天命」に裏打ちされた「天寿＝老衰」は、現在も生き続けていることを、質的研究で明らかにしました。医療者も一般の人々も、「老衰」をイメージする際の表現として、「自然に」、「枯れるように」という形容詞を用います。また、辞典・事典やさまざまな著書での「語り」にも多用されることばとなっています。よって、死が語られる文脈においては、「老衰」の「衰え」は肯定的表現としての「自然」、「自然に」を意味していることになります。つまり、「老衰」を「自然死」と呼び換えるのではなく、「自然」、「自然に」、「枯れるように」という形容詞にこそ意味があることを強調しているのです。

それは、次のような疫学者の表現となります。

「高齢期、とくにその後期における、正常と病気の区別が定かでない死亡について、《老衰》という診断名が用いられてきたのは、むしろ古人の知恵というべきかもしれない」（倉科、一九九八）。

ここには、ことばの問題がかかわります。すなわち、この時代の「自然」は「ジネン」であり、現在の「自然」は「しぜん」と読まれることによるものです。この意味についてはのちに言及することにいたします。

(四)「老衰」＝「長寿・自然」への統合

「老衰」を「老・衰」＝「老い・衰え」と分節化して、分析しました。

「老い」は「長寿」と表現される肯定的概念として、古くから日本人の尊老の精神を伴った言説です。基本的には、平均寿命の短い時代に、「長寿・長命」という稀な価値をもち、さらに老齢を肯定的に評価する時代背景が重なって、その言動を形作ったといえます。そこでは「老い」＝「長寿」となります。

「衰え」そのものは、単独では否定的概念とみなされますが、「老い」＝「長寿」に連続した「衰え」を指すものとしてとらえます。そこでは、「十分に生きた末（長寿）」の「衰え」で、「自然」に、「枯れるよう」に死に至ると比喩される肯定的表現となります。つまり、「長寿」のもとでの「衰え」であることに意味があります。

そして「長寿」と「自然」に分節化された解釈を、「長寿といえるまで十分に生き尽くした末に、自然に死に至る」と統合します。それを本書では文化的・社会的「老衰」と定義しました。つまり、「老衰」を「社会的概念」としてだけしか表現されていない医療言説を、「長寿・自然」として組み換え、「長寿といえるまで十分に生き尽くした末に、自然に死に至る」という歴史的・文化的背景をもつ「老衰」概念として具体化しました。

この歴史的・文化的「老衰」概念は、日本では長い期間にわたり、世間（社会的）で語られ続けています。そこでは、医療者と私たちは、共通する価値概念として、また、共通した認識として「老衰」概念をとらえることが可能となります。

四　「暗黙の社会的基準」としての文化的・社会的「老衰」

文化的・社会的「老衰」は「長寿の末に、自然に死に至る」、「十分生きた末に死に至る」ことをいいます。この定義がどのように機能しているのかということを明確にしておきます。

まず、厚生省幹部の「全部老衰に到って死亡するのが衛生の理想」（高野、一九三九）という発言には、文化的・社会的「老衰」がいまだに大きな比重を占めていた戦前の発言です。戦後にも、死亡診断書の死亡の種類では、日本独自の「病死及び自然死」の項があります。さらに、厚生労働省の発行する「死亡診断書記入マニュアル」にも、「老衰」＝「自然死」として、解される文章となっていることも、文化的・社会的「老衰」概念が背景をなしていると思われます。

もちろん、医学言説の中にも、特に死因「老衰」診断現場での臨床医の表現は、明らかに文化的・社会的「老衰」の概念を含んだものとなります。それは、一二人の医師への半構造化インタビューでも確認できました。医師全体では一二人中七人（五八％）、診療所医師では八人中五人（六二％）が、「老衰」をあらわすことばとして「自然に・枯れる」を使用していました。また、看護・介護職七人、住民六人は、全員が「自然に・枯れる」を使用していました。また、医師の「老衰」情報は医学論文ではなく、メディア（テレビ、雑誌）からの一般的な基準が多いということも確認できました。

よって、過去から現在まで、この概念は「老衰」言説の底流として機能しています。また、『老衰』と診断する医師の『選択と決断』の根拠として、つまり「暗黙の社会的基準」として機能しています。これが、「長寿・自然」として構成した文化的・社会的「老衰」の基本的な意味となります。

これらの状況をまとめると、まず、死因「老衰」言説は文化的・社会的「老衰」言説に包摂され、文化的・社会的「老衰」言説は「長寿・自然」に包摂されていることになります（図7）。

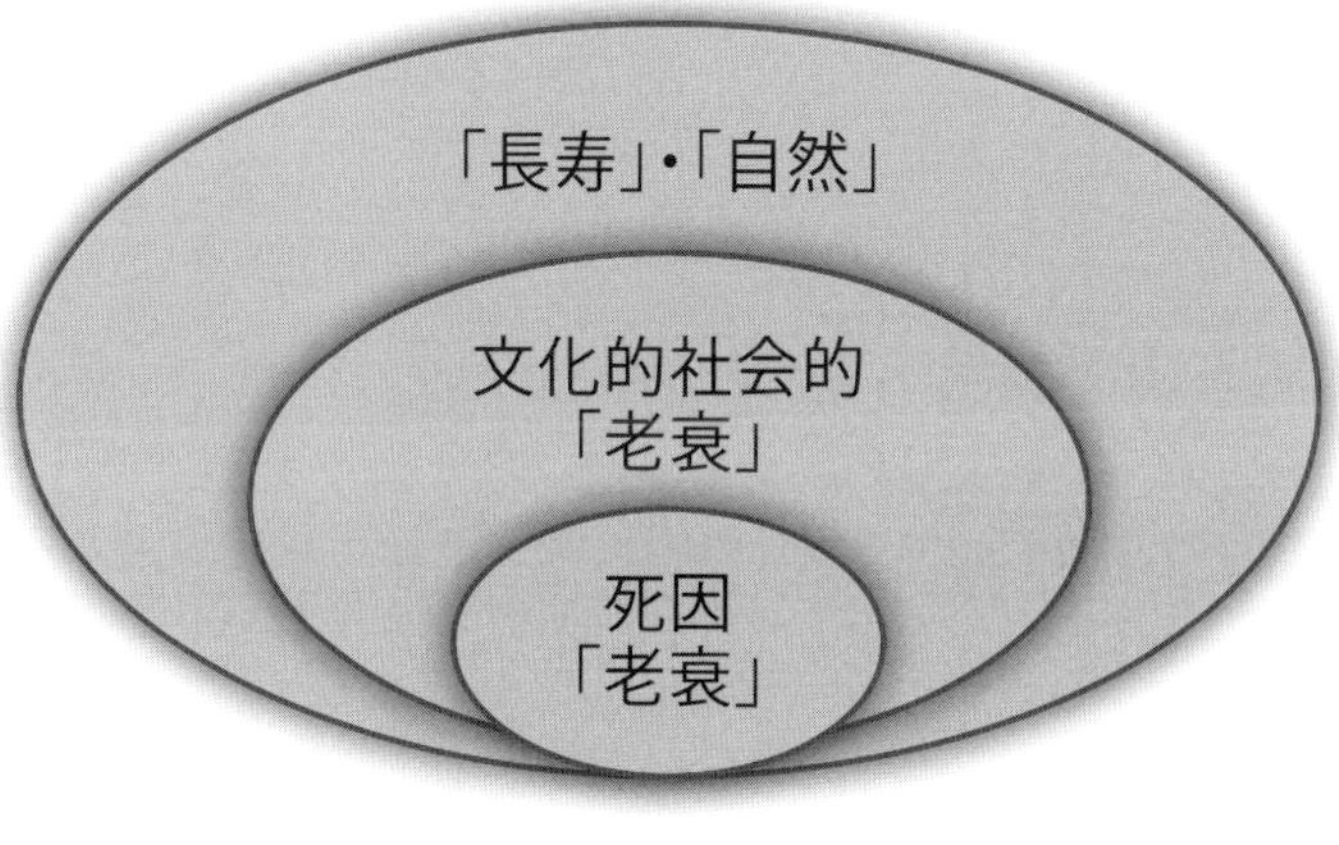

図7　「老衰」言説を包摂する「長寿・自然」

五　「対抗言説」としての「長寿・自然」

それでは、なぜ文化的・社会的「老衰」を「長寿・自然」に組み換えることに意味があるのでしょうか。

まず、「老衰」という「ことば」に歴史性があり、その初源は「長寿・自然」であること、次に、それが世間の中に沈殿し、医療者と一般の人々の間に共有されていること、を明らかにしたことです。それにより、「いわゆる老衰」や「老衰は社会的概念」として、「転換のレトリック」とされたものを、具体化した概念として示しました。この「長寿・自然」概念により、死因「老衰」言説への「対抗言説」となります。

また、「暗黙の社会的基準」も、「臨床経験」をもとにした文化的・社会的「老衰」言説に軸足を置いているからこそ、医学的「老衰」言説と「対抗」できるのです。

死因「老衰」が階層的・構造的な多様な言説であったのに比べ、文化的・社会的「老衰」は「長寿・自然」へとまとめられました。なぜそれが「対抗言説」になりえるのでしょうか。それは、歴史的・文化的に形成されてきた「伝承性の強い社会的強制（慣習）の部分を指す概念」（鈴木孝夫、一九七三）としての役割が、文化的・社会的「老衰」＝「長寿・自然」にあるからなのではないでしょうか。

この概念の形成により、「老衰」言説の全体構成が完成したことになります。

しかし、現在は、「天寿と意識されていたものを、長寿という言葉に置きかえさせた」（新村、一九九一）時代となり、「老衰」問題も新たな展開を続けることになります。

第六章　「老衰」の社会学的視点

「老衰」言説が多様であることはご理解いただいたと思います。この多様な「老衰」言説を、社会学的概念や方法論から導き出された「老衰」の全体像をとおして、そこでの現在的意味をまとめます。

本書の縦糸と横糸

「老衰」問題の端緒は、「老衰」ということば（概念）が社会的意味と医学的意味という二義性を含むことに始まります。ここに、「医療問題」から「社会問題」へと変遷してきた約一世紀の歴史的過程を論述する必要がありました。また、「医療社会学」の主要概念である「医療化」をツールとして医学的意味を分析し、社会的意味の解明を目指すために「社会問題の社会学」としての視点が要請されることになりました。

本書では、「老衰」言説の場が横糸となり、「老衰」の歴史的・通時的視点が縦糸となります。これら「老衰」言説の場で論じるための素材は、「老衰」に関する著書、医学論文、厚労省の資料などが主となり、実証研究での医師等への半構造化インタビューでの会話も含まれました。

まず、これまでの検討から構成される「老衰」の全体構造と「診療の場」をまとめます。

次に、「老衰」を「医療化」のプロセスと水準としてとらえ、その流れの中での現時点での問題点を明らかにします。最後に、「社会問題の自然史」モデルからとらえた「老衰」の歴史過程を述べ、「老衰」の現時点での社会的意味についても明らかにします。

一　「老衰」の全体構造

これまでの分析の結果、「老衰」の社会的構成にかかわる「老衰」言説の「構造」と「場」の全体像は、図8のように概念化されます。

「老衰」の社会的構成をなす二つの概念は、死因「老衰」と文化的・社会的「老衰」です。概念図では死因「老衰」が大きく表示されていますが、そこには図7の「老衰」言説を包摂する「長寿・自然」という概念図が重なることに留意が必要です。すなわち、両者には「対抗言説」

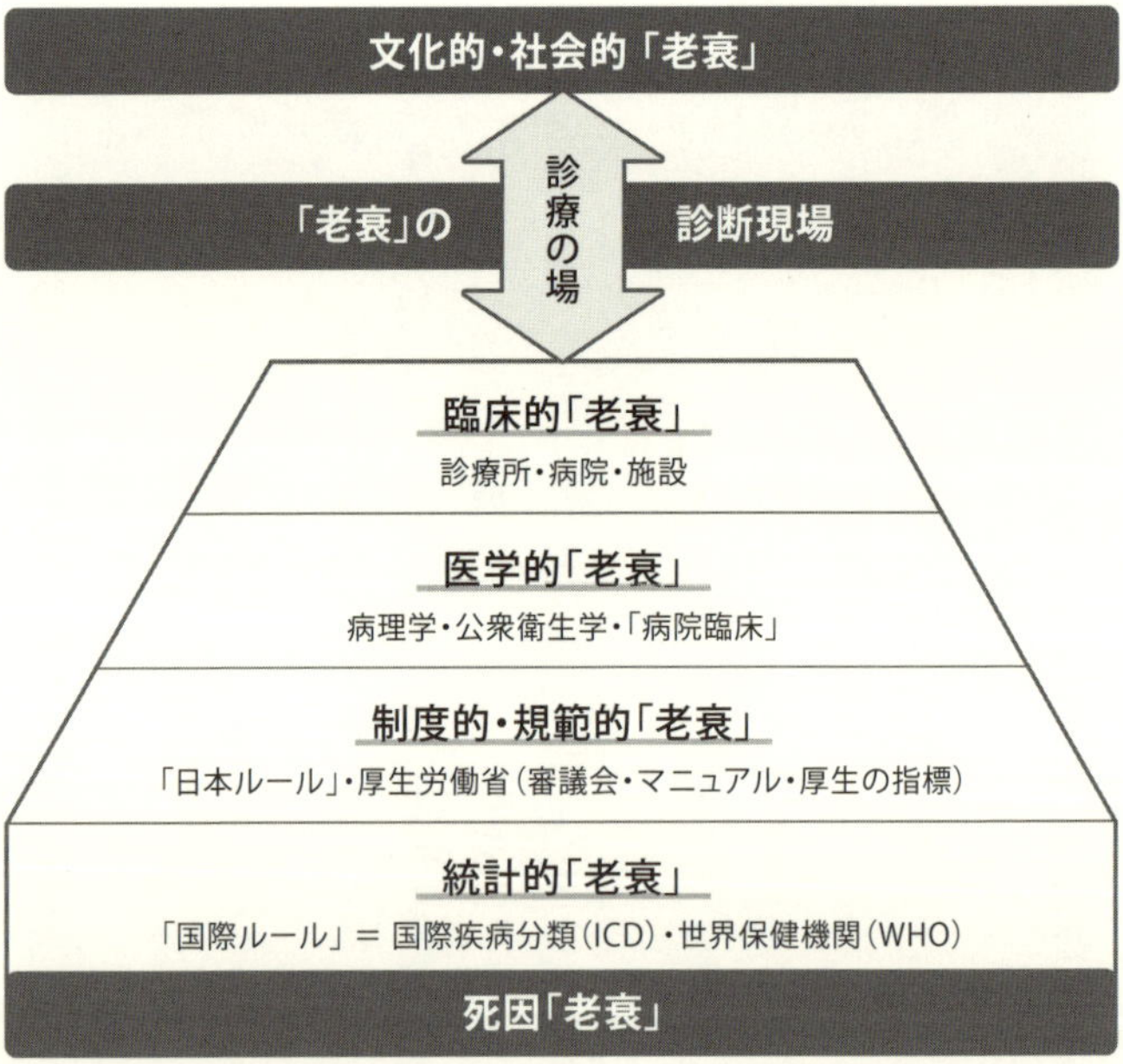

図8　「老衰」の全体構造

としての役割があるのです。

死因「老衰」は統計的「老衰」・医学的「老衰」・臨床的「老衰」という階層性をもって構成されます。「医療問題」としての死因「老衰」をとらえるとき、この多層性と階層性を理解することが必要となります。そうすることにより、幅広い医学的論議が期待できます。

次には、死因「老衰」と「対抗言説」としての文化的・社会的「老衰」の交差する「場」に「老衰」の診断現場があるという視点が大切です。そこには、医療者と一般の人々との共通点が見いだされます。しかし医療者側には死因「老衰」を理解するという役割が課せられています。よって、幅広い「老衰」言説の理解が必要とされます。

あらためて、文化的・社会的「老衰」、死因「老衰」、その間の「『老衰』の診断現場」という三つが、「診療の場」として本書では表現されていることを確認しておきます。

二 「老衰」の歴史社会学――「医療化」時代区分と死亡率パターン

「『老衰』の医療化」前の状況は社会的・文化的「老衰」の構成で述べました。「医療化」後の歴史的推移は、「国際ルール」および「日本ルール」の成り立ち、「日本ルール」形成における行政の役割の変化、死因「老衰」での医学言説の変遷、などで論じてきました。この歴史的推移を「『老衰』の医療化」としてとらえ、Ⅰ期からⅢ期の時代区分としました（図9）。

「『老衰』の医療化」をプロセスと水準という視点から、歴史社会学的にまとめておきます。プロセスは三つの時代区分から、水準は「老衰」の粗死亡率パターンを指標とします。これにより、死因「老衰」の流れが明確になり、現在の状況と将来の見通しが可能となります。

「歴史社会学」とは「歴史の起原と目的、とりわけ歴史の意味を省察する歴史哲学に対して、歴史の動態を社会学的に説明しようとする社会学の一分科。歴史一般に通じる発展や動態の説明をめざす（『社会学小辞典』）」とされます。

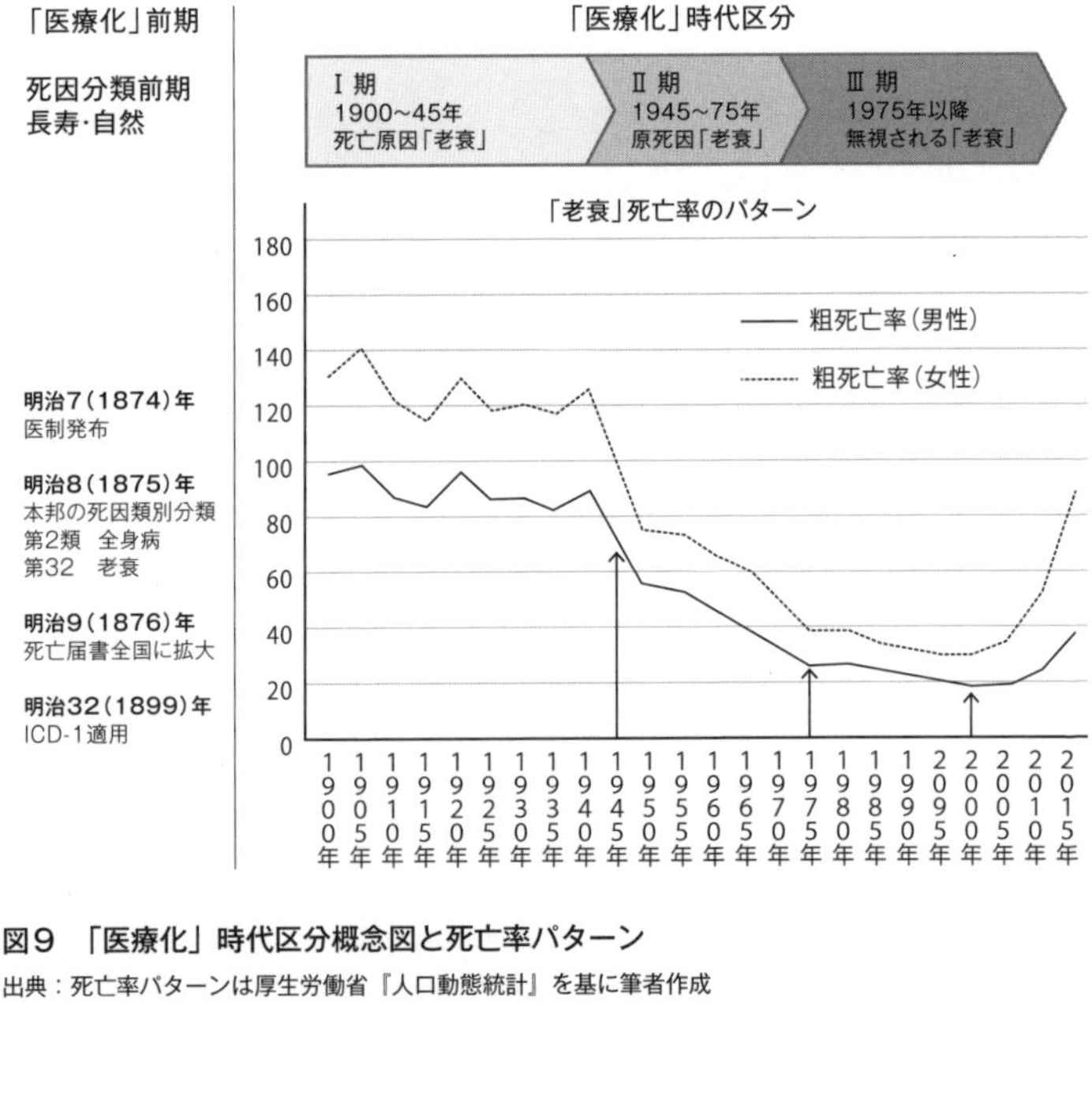

図9　「医療化」時代区分概念図と死亡率パターン

出典：死亡率パターンは厚生労働省『人口動態統計』を基に筆者作成

（一）Ⅰ期：死亡原因「老衰」期（一九〇〇～四五年）
——衛生の理想と「高率平坦型」死亡率パターン

死亡原因として「老衰」が明確化されていく時期ですが、基本的には文化的・社会的「老衰」の意識は、行政内部にもあったこと（高野、一九三九）、管轄する内務省の人口統計の目的は、「医療化」ではなかったこと（Sams 1962 = 1986）などを、論証できました。

「老衰」は衛生の理想とされ、「老衰」死亡率は「高率平坦型」が続くことになります。人々は自宅で死に、診断技術は未熟で、医療には有効な治療法がないという時代背景です。

死ということであれば、死に対峙しているのは患者（死にゆく者）であり、Ariès の「飼いならされた死」の段階ともいえます。

Ariès（1975 = 1983）は「飼いならされた死」を次のように記述しています。

> 死をなじみ深く、身近で、和やかで、たいして重要でないものとする昔の態度は、死がひどく恐ろしいもので、その名をあえて口にすることもさしひかえるようになっているわれわれの態度とは、あまりにも反対です。それゆえに、私はここで、このなじみの深い死を飼いならされた死とよぶことにしたいのです（傍点原著）。

（二）Ⅱ期：原死因「老衰」期（一九四五～七五年）
――医師への周知徹底と「急峻減少型」死亡率パターン

一九四五～五二年まではＧＨＱの指導のもと、厚生省による制度面の確立と、死亡統計の規範化が進む時期であり、厚生省は当時を、人口動態統計の整備期と位置付けています。死因「老衰」が制度化・規範化され、さらに精密化されていく段階です。それは、行政が主導し、医学言説がそれを支えてきた時期ともいえます。

このような背景のもとで、中央では厚生統計協議会という審議会による上からの制度化と、現場（地方）に対しては保健所機能を通しての、医師への周知徹底により、規範化を進めていく構図が確立されました。その手段としては、「記入マニュアル」を無料配布し、『厚生の指標』などを通じて周知徹底されます。

さらに、ＩＣＤ‐６では「死亡診断書の書き方として『老衰』という診断名をなるべく避け、直接死因となった病名を記載するように注意を促している」（須賀井・鶴田、一九五六）ことが、周知されていきます。その成果が、粗死亡率の急速な低下（「急峻減少型」）としてあらわれてきます。

ここには、「老衰」死亡率が高い日本では、医学の発展・進歩のために、行政も医学界も「後進国の段階」からの脱却を目指すという共通目標があるということです。ゆえに、医学言説もこの時代に集中しています。

また、一九四五～五二年の間は、GHQの指導により、米国の人口統計制度から多くを学んだことになっています（『ICD－100年』）。そして、死亡届の様式、死因の種類など、日本独自の制度化・規範化も行われています。

（三）Ⅲ期：無視される「老衰」期（一九七五年～）——ルール確定と「低率持続型」死亡率パターン

「老衰」分類の扉が狭くなるのがこの時期です。

「老衰」の無視は、「国際ルール」の目的としての「死亡の防止」、複合死因の増加——慢性疾患の増加——に一致しています。無視される「老衰」の確立時期として一九七五年（ICD－9）を設定しています。この時期以降も、行政の医師への周知徹底は行われています。

このⅢ期は、緩やかな減少（「低率持続型」）を示し、医学論争としての「老衰」は、「社会的概念」として確定している時期でもあり、公衆衛生の本来の目的である「死亡の防止」すなわち「新公衆衛生運動」が、最前線に出てくることになります。

しかし、これまでは「医療問題」として、行政・医学内部にとどまっていた問題が、「社会問題」として現前してくる過程でもあります。そこには、日本の超高齢化・長寿化という、歴史的推移が背景をなしています。

（四）さらなる変化（二〇〇〇年以降）
――長寿化と「再上昇型」死亡率パターン

「国際ルール」は、疾病構造の変化、診断治療技術の発達などを背景に、Ⅰ期「死因のための分類」、Ⅱ期「疾病・傷害・死因のための分類」へと〝進歩〟しました。さらに、慢性疾患が増加してくる過程を反映して、複合死因が多くなり、「原死因」の概念が確定します。「原死因」の定義、その選択・修正ルールが確定することにより、「国際ルール」では「『老衰』は無視」される死因と規定され、Ⅲ期「疾病及び関連保健問題のための分類」へ移行してきました。

戦後のⅡ期までに、日本の「老衰」死亡率は急速な減少をみました。この日本の一九四五年頃は、米国にとっての一九〇〇年の「老衰」比率の段階であり、日本は三〇～四〇年遅れで米国と同じ傾向をたどると荒井保経（一九五七）は指摘しました。確かに、その後の急激な「老衰」死亡率の低下は、荒井の推測を裏付けます。しかしⅢ期の低下率は緩やかで、先進国米国のような低下はみられません。さらに現在の国際比較での比率からみると、その差は逆に格段に拡大しつつあるといえます。

米国の「老衰」比率の低下を「医療化」の徹底としてとらえるならば、日本においてはその徹底化が米国ほどではない要因が存在するということになります。

筆者の修士論文の最終データは二〇一〇（平成二二）年でしたが、二〇〇〇年は「さらなる変化」

の起点としてとらえています。その後の死亡率の推移をみますと、次の段階への明らかな移行としてとらえられ、Ⅳ期とするのがふさわしくなります。

日本の長寿化――超高齢者の増加――が大きな要因ですが、本書でとらえた「『老衰』の医療化」のプロセスと水準という視点からは、すでに現在は新しい時代区分に入っています。よって、「老衰」は主要な「医療問題」であり、しかも「社会問題」として再燃する可能性を「再上昇型」死亡率パターンは示唆しています。

それは、最近の「老衰死」の増加を「最後まで徹底した治療を行うよりも自然な死を受け入れるという考え方の広がりが背景にある」という理由だけで解決できるのだろうか、という次の問題となります。

これまでの「医療問題」重視の視点から、「社会問題」としての幅広い視点への転換が要請されることが、「老衰」の歴史社会学から見て取れます。

三　「社会問題の自然史」モデルとしての「老衰」

「『老衰』の医療化」以降の約一〇〇年の歴史において、「国際ルール」や「日本ルール」などの制度面の変遷、医学論争のもとになる死因「老衰」言説の推移などを、全体的にみる「見取り図」として、「社会問題の自然史」モデル（以下、「自然史モデル」）を応用しました。

赤川（二〇一二）の著書から、次のように「自然史モデル」をとらえました。

「自然史モデル」とは、「クレイム申し立て↓メディアの報道↓大衆の反応↓政策形成↓社会問題ワーク（政策の実施過程）↓政策の影響（意図せざる結果）↓新しいクレイム」という6つのプロセスからなるモデルです。「これは、ある問題がなぜ特定の時期に特定の場所で起こるかに着目するためにとられた工夫（赤川、二〇一二）」です。

「自然史モデル」としての「老衰」の時代区分を、下記のように分類して検討しています。その中で、Ⅱ期が中心となり、さらに三つに細分化しています。

Ⅰ期からⅢ期の時代区分は、「老衰」の時代区分に一致しています。

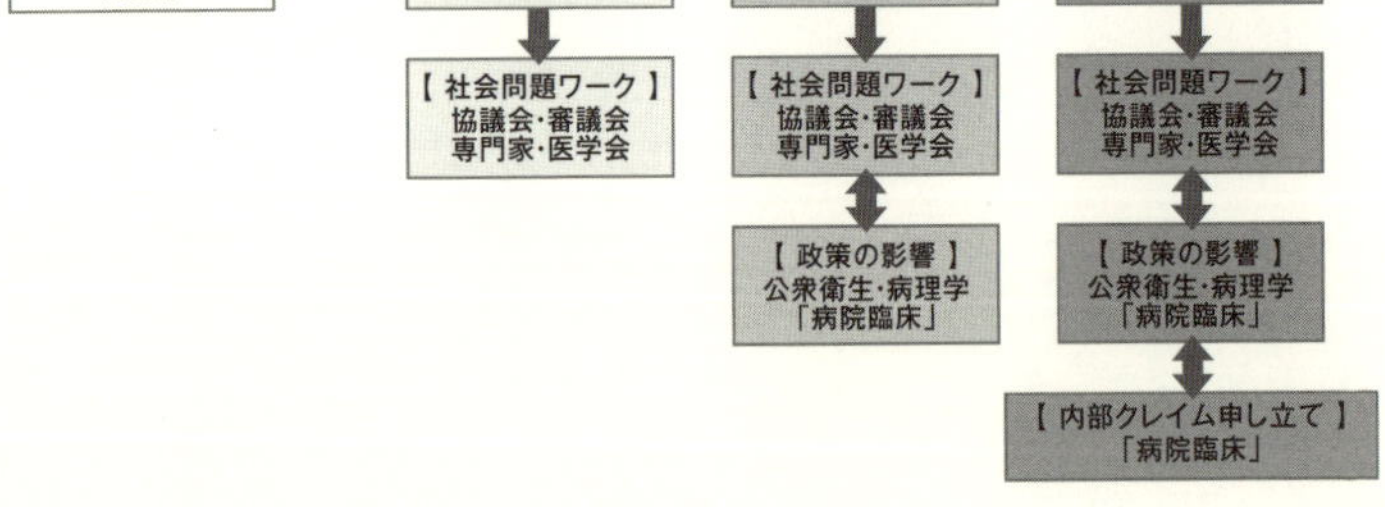

図10 「老衰」の自然史モデル（Ⅰ、Ⅱ期）

Ⅰ期（一九〇〇〜四五年）：「社会問題構築の端緒」。
Ⅱ期（一九四五〜七五年）：「医療問題」から「社会問題」へ。
①一九四五年〜「社会問題ワーク」、②一九六〇年代〜「政策の影響」、③一九七〇年代〜「内部クレイムの申し立て」
Ⅲ期（一九七五年以降）：「社会問題」としての「老衰」。

（一）Ⅰ期（一九〇〇〜四五年）——「社会問題構築の端緒」（図10）

「政策形成」とは「政策を形成する権力者」、「社会問題の所有権者」と規定していますので、「日本ルール」の所轄官庁としました。この時期は、「社会問題」としては「問題構築の端緒」となります。しかも、それは「国際ルール」を所轄官庁（内務省）が適用するという、一方的な方向です。ある面では、死因分類前史とあまり変わらない状況ですが、「老衰」が医療化され、死因「老衰」が制度的に規定されていることから、「老衰」が「社会問題」へと発展する端緒であることは間違いありません。ただ、医学の進歩という視点で見ると、この時期は死因「老衰」への対応においては、欧米との格差が広がった時期としてもとらえられます。

（二）Ⅱ期（一九四五～七五年）
――「医療問題」から「社会問題」へ（図10）

「老衰」の取り扱いが大きく変化するのは、戦後のこの時期です。もちろん、「国際ルール」の重要事項の修正時期と、ＧＨＱの占領下という特殊事情が重なっているという状況もあります。Ⅱ期は、「老衰」言説の〝はやりすたり〟がみられるために、この時期は、三つに細区分することが可能です。

①一九四五年～「社会問題ワーク」

「社会問題ワーク」とは、厚生省に設けられた諮問機関（協議会、審議会など）と設定します。主には、死因「老衰」の制度化・規範化を目的とする段階です。

一九四五年以降、衛生統計協議会（のちに厚生統計協議会）が設置され、「政策形成」のみの段階から、専門家で構成された諮問機関による「社会問題ワーク」が加わる時期となります。

一九四五～五二年のＧＨＱ占領体制下は人口動態統計の整備期であり、医師への周知徹底が強力になされた時期です。周知徹底が示すように、それは厚生省内に設けられた協議会を通して、または保健所や『厚生の指標』を通しての、一方的な流れとしてとらえられます。

②一九六〇年代～「政策の影響」

「政策の影響」とは、「専門性の基準」をもとにした医学的「老衰」言説の場と設定しています。前述の「社会問題ワーク」も、審議会の委員は専門家から構成されており、両者は重なることが多く、明確に分離できません。「社会問題ワーク」が行政の場であり、「政策の影響」が主には「医学会」の場となります。

一九六〇年代は、病理学、公衆衛生学の医学論文で「老衰」問題が扱われ、「政策の影響」が強くなります。特に、「国際比較」をもとにした「後進国の段階」とする公衆衛生学や「純粋な老衰」を求める病理学的「老衰」言説が強く影響することになります。

③一九七〇年代〜「内部クレイム申し立て」

「何かが間違っているとか、解決されるべき問題が存在することを他者に納得させる努力や議論」のことを「クレイム申し立て」活動といいます。

「病院臨床」は、「専門性の基準」としての「政策の影響」を受ける側面と、病理学的・公衆衛生学的「老衰」言説への「内部クレイム申し立て」をするという二つの側面を持ちます。まず、「いわゆる老衰」、「老衰とせざるを得ない」に始まり、「『老衰』は社会学的概念である」という「転換のレトリック」として「内部クレイム申し立て」を行います。

しかし、この「内部クレイム申し立て」は、「老衰」は死因「老衰」としての「医療問題」としてとどまっており、医学研究の課題や「医学論争」という側面がまだ強い時期でもあります。

Ⅰ期、Ⅱ期でのキーワードは、「諮問機関や官僚のなかから政策形成が先行」する「お上」主導の社会問題（赤川、二〇一二）という概念です。よって、Ⅰ期からⅡ期全体を、赤川の「お上」主導型の社会問題としてとらえています。特に、戦後一九五二年までは、占領下でＧＨＱの指導を受けながら、制度化・規範化がなされていく過程です。この間は、「お上」の領域内で「政策形成」がなされています。すなわち、戦前戦後の混乱した時期に、適用の遅れた「国際ルール」を必死に取り戻すという過程です。

Ⅱ期の中心的言説の場は「社会問題ワーク」と「政策の影響」で、この場は「専門家」と「専門性の基準」として重複しています。しかし、その中にも「社会問題」への転換の芽が出てきます。まず、「社会問題ワーク自体が社会問題構築の種となる」（赤川、二〇一二）こともあり、このことは「病死及び自然死」の規定、「老衰」は書かないなどの指導にみられます。「政策の影響」では、「政策がいったん成立して実施されると、〔中略〕新たなクレイムが発生する。もともと論争や対立を含んでいた社会問題ならなおさらである」（赤川、二〇一二）ということになります。それは、「老衰」の国際・国内比較、「老衰」診断の正確度などの医学研究・医学論争としての「専門性の基準」や「診療の場」などのうちに、論争や対立が含まれるからです。

そこでは、「老衰」はいまだ「医療問題」であり、医療者内部での「クレイム申し立て」にとどまり、医学論争が主な段階です。ただ、「老衰」死亡率の急激な減少はこのⅡ期にみられているので、「医療問題」としての医学論争の多くは達成されたものと考えられます。

（三）Ⅲ期（一九七五年〜）
――「社会問題」としての「老衰」（図11）

「病院臨床」からの「内部クレイム申し立て」の中に、「老衰」が「医療問題」から「社会問題」へと転換する兆しがみられます。それが、「『老衰』は社会的概念である」（根岸ら、一九七一）にあらわれています。実際に、「老衰」診断の現場からの「クレイム申し立て」が盛んになり「メディア報道」につながるのは、「老衰」や「痴呆」が著書や新聞で取り上げられる一九七五年以降です。もちろん、これには、日本の急速な高齢化過程、老人医療に対する批判など、時代の反映があります。

そしてⅢ期において、「自然史モデル」が成立することになります。

すなわち、一般の人々に近い臨床的「老衰」および診療現場からの「クレイム申し立て」がさらに拡大し、著書やテレビで「老衰」問題が取り上げられる「メディア報道」、さらには家族の不満などの「大衆の反応」という、「社会問題過程」がⅢ期には出そろってきます。

日本の「『老衰』の自然史」は、政策形成→社会問題ワーク→政策の影響→クレイム申し立て→メディアの報道→大衆の反応、という社会問題過程をたどってきたことがわかります。また、Ⅲ期においては、「クレイム申し立て」、「メディア報道」、「大衆の反応」というプロセスがみられるようになりますが、それは重なることになります。そして、「クレイム申し立て」が医療内部からではなく、「一般の人々」から出るようになったことが重要であり、「社会問題」として「老衰」をとらえる視点が必要となります。

（四）「社会問題の自然史」モデルからみる「老衰」の現在状況

このモデルによって、「社会問題の端緒」である「政策形成」から、現在の「大衆の反応」までの「社会問題過程」をとらえることが可能となります。このモデルでは、「各段階は行きつ戻りつすることが想定」されていることを前提に、次のことが明らかになります。

まず、「政策形成」、「社会問題ワーク」、「政策の影響」（「内部クレイム申し立て」）には強いつながりがみられます。それはⅡ期の特徴としての、行政の人口動態確立期、「専門性の基準」をもとにした医学的「老衰」言説の両者が目指す方向が一致していたからです。つまり、「お上」主導型の「政策形成」、「専門性の基準」をもとにした「社会問題ワーク」

「医療化」区分　Ⅲ期

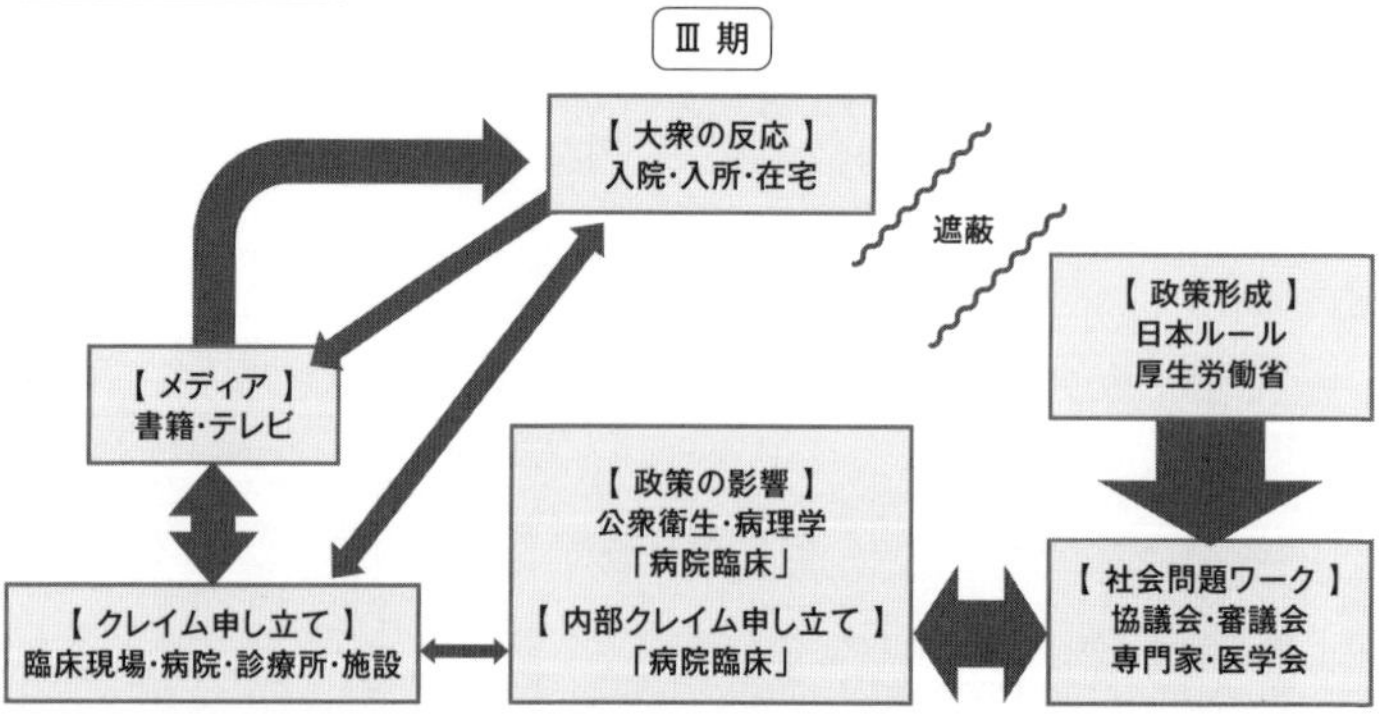

図 11　「老衰」の自然史モデル（Ⅲ期）

や「政策の影響」では、「老衰」問題はほぼ完結していることになります。

次に、Ⅲ期では、「クレイム申し立て」、「メディア報道」、「大衆の反応」が重なる時期としてとらえられます。つまり、現在はこの三者が重層しながら推移している状況であり、本書も「クレイム申し立て」と「メディア報道」の範疇に入るかもしれません。

そして、Ⅱ期からⅢ期の移行に際して、「政策の影響」と「クレイム申し立て」との相互作用矢印を次のようにとらえることです。それは、「科学的根拠」や「診断の精密度」を求める医学的「老衰」側からの「クレイム申し立て」は少なくなり、特養や診療所からの臨床的「老衰」言説としての「クレイム申し立て」が増加していることから、「政策の影響」と「クレイム申し立て」との相互作用矢印が細くなっているのです。すなわち、「医療問題」から「社会問題」への転換期としてとらえることです。

さらに重要なのは、Ⅲ期においてこのサイクルは完成したのかという問いです。「自然史モデル」では、「政策形成」と「大衆の反応」の間には、相互作用がみられません。つまり、「政策形成」は「大衆の反応」からは完全に遮蔽されています。ゆえに「クレイム申し立て」、「メディア報道」、「大衆の反応」というサイクルで、全体を見通すことができないのです。

ということは、専門家を除いては、「国際ルール」や「日本ルール」についての理解は、不十分であるということになります。すなわち、一般の人々にとっては、「老衰」問題の全体像の把握ができていないことになります。よって、そこでの議論は「医療問題」を置き去りにした「社会問題」

となっている可能性があります。それが現在の「老衰」問題の状況であることは明らかです。具体的には、「老衰」の無視ルール、国際比較での「老衰」死亡率の極端な差異、これらが問題となることはありません。

さらなる変化として、Ⅳ期が想定されています。そこでは、この遮蔽された壁をいかにして取り除くことができるのかが新たな課題となります。

まず大事なのは、先に述べた全体像を理解することです。それが「自然史モデル」での「社会問題過程」の「見取り図」の役目です。そして、「政策の影響」と「クレイム申し立て」との間に、「老衰」問題の情報量の格差がみられることを確認することです。

このことは、「政策の形成」と「大衆の反応」に架橋する作業となります。まず、「政策の形成」からは、「『老衰』は無視」や「自然死＝老衰」規定、さらには「国際比較」の問題などの「みえない制度・規範」を明らかにすることです。次に、「大衆の反応」からは、文化的・社会的「老衰」＝「長寿・自然」概念を、医療者と一般の人々に差し戻すことが必要となります。つまり、これまでは死因「老衰」に焦点が与えられてきた視点を、文化的・社会的「老衰」との相互作用としての「老衰」問題へと、議論の輪を広げることにより、新たなⅣ期での議論が深まっていくことになります。

現在は、看取り、終活、死一般などの「メディア報道」は多様になり、「大衆の反応」は確実に増加しています。それはＮＨＫスペシャルでの「老衰死～穏やかな最期を迎えるには～」などにもあらわれています。「大衆の反応」が加わることにより、私たちや医療者は、死因「老衰」をどのように考え、どのように死んでいくのかを考える時点に位置しています。

四　「医療問題」と「社会問題」の交差点としての現在

「老衰」の全体像をみる「見取り図」として、「社会問題の自然史」モデルは有用でした。同じように、「医療化」の全体像をみる「見取り図」として、Conrad & Schneider（1992 = 2003）は、「自然史モデル」をもとにして、「逸脱の医療化」での「時系列モデル」（五段階モデル）を提案しています。その五段階モデルは、（1）逸脱としての行動の定義、（2）探査：医学的発見、（3）クレイム申し立て：医療的・非医療的な利害関心、（4）正統性：医療的な管轄権の確保、（5）医療的逸脱認定の制度化、となっています。

ただし、Conrad & Schneider も述べているように、「医療化」とは基本的に文化に関わり、「日本では異なった文化、専門職、医療組織が医療化とどのような関係に立つのか」が問題となり、このモデルを直接的に適用できません。そこで、「時系列モデル」を参考にして、日本の『老衰』の医療化」を考えてみます。

まず、明らかなのは、「自然史モデル」で「お上」主導型とされたように、「時系列モデル」でも、「老衰の医療化」は第五段階の国家の承認による制度化・規範化から始まっています。それが「老衰」を死因として採用する「医制」の発布となり、「医療化」時代区分のⅠ期となります。つまり、日本では逆方向の「時系列モデル」を考える必要があります。

そこで、第四段階の国家による正統性を得るようなはたらきかけとして、医学の管轄領域の確保を目指します。つまり、「医学会」内部の「専門性の基準」や「専門家」による死因「老衰」言説が主流を占めます。それが、Ⅱ期での病理学、法医学、公衆衛生学などの言説の増加と一致します。

また、医療専門職の利害関心は通常、専門家集団を形成します。彼らの行動や関心は一般の医師とはかけ離れたところにあり、一般の医師はこの段階にごくまれにしか関わりません。主張を広めるための医師の活動は、学会やセミナーなどを通じて行われます。なお、そうした場に参加する人は限られているため、医師の主張や医学上の知見が広まるのは限定的な範囲にとどまります（第三段階）。つまり、「内部クレイム申し立て」が主であり、「医学論争」という側面が強く、時代区分としてはⅡ期の中期以降となります。

そして、「病院臨床」や「老衰」診断現場の医師は、「老衰」を「社会的概念」や「社会的基準」をもとに、「クレイム申し立て」活動を行うようになります。しかし、それは「老衰」言説の医療的観点を表現しており、学術的な意味における「クレイム申し立て」を構成しているにすぎません（第二段階）。つまり、Ⅱ期の後期からⅢ期においても、「医療的クレイム」＝「医療問題」としての範囲にとどまっていることになります。それは、「老衰」定義の議論は日々の医療とはかけ離れており、「一般の医師はほとんどその議論や争いについて知りもしないし、さほど心に留めていない」

(Conrad & Schneider, 1992 = 2003) からです。

さて、第一段階とは、医学的に定義される以前から、すでに人々に共有されている「日常用語」を反映し、これに形を与えるものとして死因「老衰」として定義される段階です。しかし、この第一段階は無視され、第五段階から「時系列モデル」が出発しているのが日本の特徴としてとらえられます。

つまり、「老衰」定義の曖昧さは未解決のまま議論だけが進んでいることになります。

必要なのは、「医療的クレイムが成功裏に達成され、標準の診療行為に組み込まれた場合のみ、大半の医師が関係を持つようになる」(Conrad & Schneider, 1992 = 2003) 状況なのです。よって、現在は、この第一段階に回帰したことを認識する必要があります。すなわち、死因「老衰」としての「医療問題」過程の見直しと、「社会問題構築の端緒」としての「老衰」概念の確立となります。そのような問題意識から、本書は「公式統計の成り立ち」、「『老衰』と診断する医師の『選択と決断』」、文化的・社会的「老衰」の構成の順で述べてきました。

これからは、「老衰の医療化」の「時系列モデル」をもとにした「見取り図」の第一段階を中心に、全体の流れを見直すことが必要となります。この視点は、前述の「自然史モデル」からみた現在状況と重なっており、新たなⅣ期としてみることができます。つまり、「時系列モデル」では「医療化」のプロセスと水準という「医療問題」、「自然史モデル」では「社会問題」としての視点を主に扱い、この二つが複雑に交差しているのが現在の状況です。

両者は同じ理論背景をもち、表裏の関係にあります。その背景となる理論が「社会構築主義」であり、次のような理解の上に、私は分析してきました。

「あらかじめ社会問題があると考えるのではなく、何が社会問題なのか、どのようにしてある状態が社会問題と呼ばれるようになっていくのかという、社会問題を人びとが構築する過程を分析する」。つまり、「ある知識が真実であるかどうかということとは別に、いま常識とされていたり、信じられている知識が、その集団や共同体のなかで、ある時期、人びとの活動や相互作用をつうじて、どのように共有されていき、事実として構築されていったのかという過程の分析」（友枝ら、二〇〇七）を行ってきました。

この交差する視点から、「老衰」の現代的意味を検討することが肝要となります。

第七章　「老衰」の現代的意味

前章では、社会学的視点からの「老衰」の全体構造、歴史社会学としての「老衰」、「社会問題の自然史」モデルとしての「老衰」についてまとめました。

本章では、「公式統計の成り立ち」、「『老衰』と診断する医師の『選択と基準』」、文化的・社会的「老衰」の現代的意味を確認し、残された課題についても言及します。

一 「みえない制度・規範」を可視化する

「老衰」問題を考える場合に、「みえない制度・規範」の可視化が必要であることを、「自然史モデル」から述べてきました。本章では、さらになぜみえないのか、何がみえないのかを明らかにしておきます。その中でも、「国際ルール」を「世界医療システム」の「ドクトリン」としてとらえる意味、「日本ルール」の「病死及び自然死」規定の問題点を取り上げます。

(一)「みえないドクトリン」――「『老衰』は無視」

まず、死因「老衰」を国際的な視点からとらえることが必要です。

池田は、「世界医療システム」分析のための視点の一つに「ドクトリン」を挙げ、「政策を言説の形に集約したものをドクトリンと呼び」、「ドクトリンは医療の言説活動の一形態である」(池田、一九九九)としています。

ＩＣＤの歴史からも明らかなように、その管轄機関は国際組織であり、現在はＷＨＯですから、「ドクトリン」として死因「老衰」をみた場合、ＷＨＯすなわちＩＣＤの政策としての言説は、一貫していいます。つまり、「死亡の防止」という観点からは、「公衆衛生の目的は、その活動によって原因を防止することである」（『分類提要』）との言明は「ドクトリン」として機能しています。

「国際ルール」をもとにした統計的「老衰」と、翻訳された制度的・規範的「老衰」言説は、このような「ドクトリン」のもとに成り立っていることが理解できます。すると、死因「老衰」は、「死亡の防止」という観点からは、当然、無視される運命にあります。つまり、修正ルールでの「『老衰』は無視」することが「ドクトリン」となります。しかし、その「ドクトリン」としての機能が「みえていない」ことを本書では明らかにしました。

それでは、誰に対して、どのようにして「みえていない」のでしょうか。

医師一二人へのインタビューでは、「国際ルール」（ＩＣＤ）についての会話があったのは、公衆衛生学者一人のみでした。また、医学的「老衰」言説でも、ＩＣＤの歴史までさかのぼり、「国際ルール」に言及する頻度は、時代が下るにしたがって少なくなります。特に、公衆衛生学の教科書では、一九七八年版では「老衰」関連の記載が一〇ページあったものが、二〇一〇年版ではわずか一七行と、医学教育でも「老衰」は無視されているとしかいえません。さらに、ＮＨＫスペシャルにせよ、最近の「老衰」関係の著書にせよ、この「ドクトリン」としての「『老衰』は無視」についての言及はありません。

このように、「国際ルール」では「死亡の防止」が目的であり、「『老衰』は無視」とのルールは自明なものとして取り扱われています。しかし、臨床の現場や一般の人々には「みえていない」のです。したがって、死因「老衰」の基底構造である統計的および制度的・規範的「老衰」言説、すなわち公式統計の根底にある「『老衰』は無視」という「ドクトリン」を可視化したことは、これからの「老衰」問題に新たな視点を与えるものとなります。つまり、この「『老衰』は無視」という「ドクトリン」のもとに、日本の「老衰」問題をとらえ直すということになります。

（二）「日本ルール」――「病死及び自然死」・「老衰＝自然死」規定への疑問

それでは、「日本ルール」で「みえていない」のは何なのでしょうか。

「国際ルール」を適用する過程では日本独自のルールが形成され、それがより問題を複雑化している側面もあります。すなわち、国際様式に沿った「死亡の原因」の欄は各国共通ですが、「死因の種類」の欄は、日本では「病死及び自然死」という項目を設けています。さらに、「記入マニュアル」を解釈すると、「老衰」＝「自然死」となります。

しかし、多くの国では、死因の種類を「自然死」と「外因死」に二分しています。なぜ日本では「病死及び自然死」としたのか、その理由は明示されていません。また、「自然死」概念は必ずしも医学的・社会的には明確に規定されていません。

そこで、「病死」と「自然死」の両者の概念規定がさらに問題とされることになります。

「自然死」とは、①アメリカやドイツのように、「外因死」以外を「自然死」とする、②死んだ年齢（広義の「寿命＝天命」）をもって「自然死」とする日本的な考え――この二つが一般的に通用する「自然死」概念であると思います。ゆえに、③「記入マニュアル」での老齢・老化を基盤として、「老衰＝自然死」とすることに疑問が出されます。それは、「老衰」以外の病気で亡くなる場合は、「自然死」という概念は用いられないのだろうか、ということです。

一方、医学的にも、「疾病の自然史」という概念があり、これは治療の有無を前提としない考えです。すなわち、「『自然』という言葉を、治療を受けないとき、または治療効果がないときに限定して用いる研究者もいる。また治療が効果的かどうかにかかわらず、典型的な疾患の経過として、広く用いる研究者もいる」（Greenberg, 2001＝2004）からです。

この概念規定が医療者側の共通認識となっていないため、死因「老衰」現場での混乱につながります。よって、「記入マニュアル」の「老衰」＝「自然死」という「日本ルール」、すなわち「みえない制度・規範」は一考を要するのではないのでしょうか。

「国際ルール」や「日本ルール」には、行政主導であるという共通点が挙げられます。それは、「社会問題の自然史」で明らかになったように、「お上」主導型で日本の死亡診断書や「記入マニュアル」は「政策形成」されてきたからです。「死因の種類」すなわち「死亡の様式」は、その国の文化的・歴史的な背景と関係してくるといわれます。「老衰」＝「自然死」規定を再考することは、死の文化的・歴史的な意味を考えることに通じてきます。さらには、のちに述べる死亡証明書の恣意性の議論と重なってきます。

二　公式統計の妥当性と信頼性

ＩＣＤの機能の利点として、「共通言語ができると、いろいろな国の健康管理に関する専門分野、サービス、時間をこえてデータを比較することができる」といわれています。また「文化的に問題なく国際的な適用ができるかどうか、〔中略〕を考慮に入れている」と記載されています（『分類提要』）。この視点からは、公式統計は客観的事実であり、国際比較が可能となります。

これを前提にして、死因「老衰」言説では、公式統計は客観的事実として議論されます。しかし、第二章では公式統計の成り立ちへの疑問を具体的に述べました。また、国際比較の問題、「国際ルール」での「『老衰』は無視」に関する修正ルール、さらに死亡届への行政の関与、行政による「老衰」や「自然死」の定義など、公式統計の妥当性と信頼性には多くの疑問が挙げられます。

社会学の視点から、中河（一九九九）は公式統計について、次のように述べています。

> 公式統計は、時代や場所が異なる場合にも、同じ基準や手続きにそって作られているといえるのか。この問いは、公式統計を使った経時的分析や国際的な比較研究の足もとを脅かすものである。

わが国での「老衰死」の比率は諸外国に比べていまだに高く、公式統計の信頼性と妥当性にかかわる問題をはらみます。

「老衰」と「アルツハイマー病」――日米で逆転

序章で「老衰」の国際比較を問題にし、「日本は『老衰』大国、『老衰』では死ねないアメリカ」と表現しました。このレトリックの妥当性と信頼性について答えておかなければなりません。

そこで、アメリカの死因統計を調べてみました。そうすると、日本と米国での「老衰」と「アルツハイマー病」は逆転関係にあることが、表5から明らかになりました。

なぜこのような逆転関係がみられるのでしょうか。Conrad & Schneider は、次のようにアメリカの状況を述べています。

歴史的に老衰と呼ばれてきたものがアルツハイ

表5 「老衰」と「アルツハイマー病」死亡率の日米比較

項目	日本	米国
総死亡数	1,197,066 (2010年)	2,468,435 (2010年)
ICD-18100 老衰 R45	45,342名 3.8%／5位 (2010年)	4,721名 0.19% (2005年)
ICD- 06400 アルツハイマー病；G30	4,163名 0.3% (2010年)	83,494名 3.4%／6位 (2010年)

出典：2010年資料は『国民衛生の動向』、2005年の資料はアメリカ疾病予防管理センター CDC

マーあるいはＡＤ（＝Alzheimer's Disease）と定義されるようになった。二〇年前には事実上聞いたことのない曖昧な障害であるアルツハイマーは、今やアメリカにおける死亡原因の五大原因の一つとなっている。フォックスの示唆によれば、ＡＤの概念化における変化での中心的争点は年齢基準の撤廃であり、これによってＡＤと老年痴呆は区別されなくなった。ＡＤとなる可能性のある症例には、現在では六〇歳以上の患者の老年痴呆が事実上含まれている（Conrad & Schneider, 1992=2003）。

米国では二〇年前から「老衰」の中からアルツハイマーが除外され（定義の変更）、老年痴呆との区別を必要としなくなったこと、年齢基準の変更などが公式統計に影響していることが述べられています。つまり、「公式統計は、時代や場所が異なる場合にも、同じ基準や手続きにそって作られている」のかという中河の指摘が成り立ちます。そして、「公式統計を使った経時的分析や国際的な比較研究の足もとを脅かす」ことになります。

これにより、各国の公式統計から導き出される「老衰死」という数量的な比較と、死因「老衰」の質的な側面は、別様に分析しなければならないことになります。つまり、「老衰死」比率の比較からは、「老衰」に対するその国の医療のあり方は推論の域を出ません。さらには、死亡診断書に「老衰」が記載されていることと、「老衰死」の比率は、「国際ルール」の規定からみると直接的な関係はないともいえます。

よって、「日本は『老衰』大国、『老衰』では死ねないアメリカ」とのレトリックは「妥当性」と「信頼性」をもたないことになります。

日本の「老衰」概念規定の妥当性と信頼性

この国際比較の問題は、次の国内問題を引き起こします。

「死因としての『老衰』は、高齢者で他に記載すべき死亡の原因のない、いわゆる自然死の場合のみ用います。ただし、老衰から他の病態を併発して死亡した場合は、医学的因果関係に従って老衰も記入することになります」。これが日本の公式統計での「老衰」診断基準です。

「記入マニュアル」で規定された「病態」で亡くなる方は、ほぼ「老衰」として妥当性があります。しかし、死因の第五位を占める「老衰死」が「記入マニュアル」に合致した「病態」を経たのかというと、そこには妥当性も信頼性もないことになります。

つまり、「そうした公式統計がメディアや審議会や日常会話や社会学の論文といったさまざまな場面で使われるとき、私たちはそれを、『社会の状態』を大なり小なり客観的に映したものとして取り扱い、それによって示される『事実』に一定の権威を認めることが少なくない」（中河、一九九九）ことになります。

私たちは、「権威ある数字」や「公式記録の曖昧さ」に注意を向けなければなりません（Best）。

要するに、どんな数字についても――どんな権威があるように見えるものについても――問うべきことは、「本当か」という問いではない。むしろ、何より重要な問いは、「どのようにつくりだされたのか」だ。ほかより権威のある数字があるとしたら、それは、そういう数字が生まれるプロセスに私たちが信頼を置いているからである。(Best 2004=2007)

本書ではたびたび述べてきたように、「老衰」の公式統計は「どのようにつくりだされたのか」を目的として検討してきました。この視点こそ現在の「老衰」問題に必要なことなのです。

三 「『老衰』と診断する医師の『選択と決断』」の意味

二〇〇〇年以降、「老衰」問題は、臨床的「老衰」、特に死因「老衰」の診断現場に重点が移ってきました。これには、疾病構造の変化、平均寿命の延長による高齢者の増加などが背景としてあります。さらに、死亡の場所が在宅死から多様な「診療の場」に移ってきたことがあげられます。超高齢社会日本においては、どのような「診療の場」であれ、専門医であれ、高齢者医療とは無関係ではいられなくなります。ここに「『老衰』と診断する医師の『選択と決断』」が主要な関心となる根拠があります。

そこで、まず死因「老衰」診断現場の多様化を確認し、そこでの「専門性の基準」と「暗黙の社会的基準」の現代的意味を考えます。

(一) 死因「老衰」診断現場の多様化

まず、平成七(一九九五)年改定の死亡診断書から、死亡の場所に老人ホームが加わり、その中に養護老人ホーム、特養、経費老人ホームおよび有料老人ホームを含むことになりました。また「記入マニュアル」では、自宅にはグループホーム、サービス付き高齢者向け住宅を含むとされています。それ以前にはこれらの施設は自宅には含まれておらず、死亡場所が細分化されたことになります。ここでも、統計の基準の変更があったことに留意しなければなりません。

さて、「老衰死」の場はどのように推移してきたのでしょうか。図12に「老衰」の死亡場所の推移を示しました。

一九七五年までは、「老衰死」のほぼ九二%が自宅死となっています。一九七五年までの「老衰」診断の場所は、文化的・社会的「老衰」で述べた自宅死、家族の看取りを

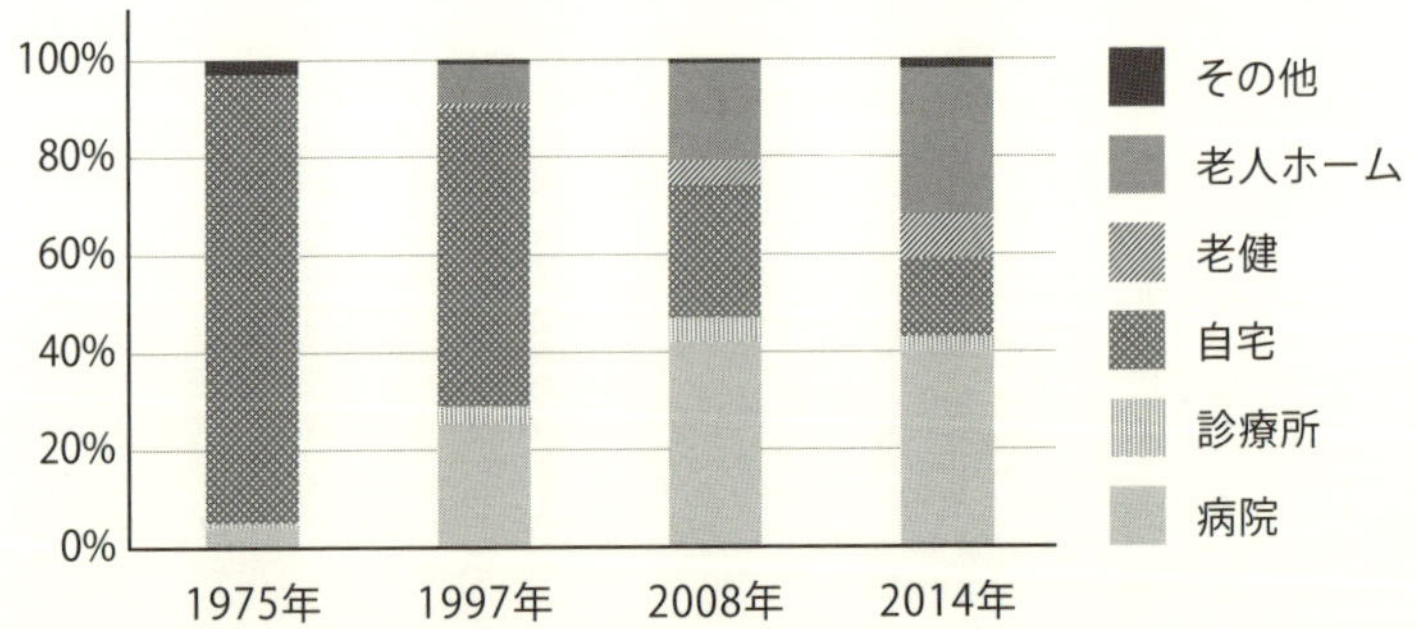

図12 「老衰」の死亡場所の推移(人口動態統計をもとに筆者作成)

満足している時代ととらえられます。その後、死亡場所の区分が追加されたことなどにより、多様化していきます。

二〇一四年になると、病院四〇%、老人ホーム二九%、自宅一六%、老健九%、診療所三%となっており、死亡場所の多様化が明らかです。「老衰死」を死亡場所からみると、病院死は減少、老人ホームや老健での死亡が増加するという特徴がみられます。

歴史的にみると、死亡場所の多様化が「老衰」の現代的意味の一つとして、浮上してきます。それは日本の長寿化、家族関係、疾病構造の変化などを反映しています。死亡場所の多様化と同時に、「老衰」の診断・治療も多様化してきました。そこでは、経歴として「専門性の基準」をもつ医師が、多様な思考過程や価値観を形成していきます。ゆえに、病院は入院医療での「救命のレトリック」、施設は老人ホームにおける介護・福祉基盤の「自然死のレトリック」、そして診療所は在宅医療を中心とした「老衰のレトリック」として区分し検討することが必要になります。

(二)「診療の場」と「専門性の基準」の交差

医学的「老衰」言説の中で、「専門性の基準」が「老衰」言説に強い影響を及ぼすことが明らかになりました。また、実証研究では、「診療の場」の異動により、医師の「選択と決断」にどのような違いがあらわれるのかをみました。そこで、この「診療の場」と「専門性の基準」が、臨床的「老衰」の現場、すなわち「老衰」診断現場ではどのように交差しているのか、が問われます。

本書では、「診療の場」を病院・診療所・施設と区分し、それぞれ「入院医療下の救命」、「在宅医療下の老衰」、「介護下の自然死」というレトリックで区別しています。それを理念型として提示しましたが、「専門性の基準」からみますと、この区分に妥当性があると思います。それは前提として、死因「老衰」の診断は医師の専決事項であるからです。すなわち「『老衰』と診断する際の医師の思考過程」（今永、二〇一四）が主要な基準となるからです。つまり、「医師の経歴」は「専門性の基準」の上に成り立ち、「医師の思考過程」には「診療の場」の異動による「臨床経験」が影響するということです。そのような意味で、施設も「診療の場」としてとらえています。

序論の、なぜ「病院には『老衰』はない」のかで、病院と診療所の違いを述べました。理念型としての「診療の場」では、さらに「病院臨床」としての病院と「一般病院」の差異を明らかにしています。もう少し整理してみましょう。

Freidson（1970=1992）は、「診療形態の分析的類型」として、「患者依存型診療」と「同僚依存型診療」という概念を用いて、「診療の場」と「専門性の基準」の相互作用を明らかにしています。前者は「個人診療形態」という概念と同じで、「この形態が、〔中略〕専門職の個人主義的イデオロギーを反映しているから」ということで用いています。また、後者は「医師の行動が同僚に観察可能であり、その仕事が同僚に依存する同僚依存型診療が、専門的基準に同調する可能性が最も高い」（Freidson 1970=1992）からです。

一二人の医師に対するインタビューからも、「診療の場」の異動で医師は「専門家としての態度」

を変化させました。医師はそれぞれの「診療の場」でその専門性を発揮しますが、「医師の経歴」の中で得られた「臨床経験」をもとに、それぞれの場を「反省」、「内省」しています。また施設、主には特養の勤務医の著書での言明の背景も、基本的にはFreidsonが指摘するような「構造」のうちにあると考えます。ただ、これについてはさらなる検討が必要とはなります。

Freidsonの理論は、「老衰」言説や「老衰」診断現場での「医師の役割」や「医師の思考過程」を説明することが可能でした。それは、病院は専門家集団組織として、専門的基準――「医学の進歩」、「死亡の防止」という医学的「老衰」――に同調せざるをえないからです。他方、「個人診療形態」である診療所では、「個人的イデオロギー」――「暗黙の社会的基準」としての文化的・社会的「老衰」など――を反映していることを質的研究で明らかにしました。施設もこの「個人診療形態」の範疇に入ります。

この理論を用いることにより、「選択と決断」は「医師の個人差」、「医師の慣習」という現象ではなく、「診療形態」という構造からくるものであることが明らかになります。この視点に立つことで、「老衰」問題は医師個人の問題ではなく、「診療構造」や「専門性の基準」としての側面から光を当てなくてはならない、ということが明らかになります。

ただし、「診療の場」の多様化からみると、本書は診療所での在宅医療という場からの問題指摘であり、これからさらに病院、施設の場からの視点を加える必要があります。

(三)「科学的根拠」と「臨床経験」をつなぐ「暗黙の社会的基準」

医師も人々も、「医師の診断」は客観的なものであるとする一般常識を、「暗黙のうちに常識化(支配的言説化)」(佐藤純一、一九九九)しています。

そのことを裏付けるのは、「取材班」(二〇一六)の次のような言説にあらわれています。「やや意外だったのは、老衰死の診断を左右する要因として、『家族との関係』をあげる医師が少なからずいたことだった」。そして「理由の是非はともかく、死因が主観的に判断されているケースが複数確認された」と追加されています。

しかし、死因「老衰」の診断現場では、医師は必ずしも客観的な立場ではなく、主観的というより「相互関係的」な立場から、「選択と決断」を行っていることを質的研究で検証し、理論的背景も述べました。つまり、「老衰」診断の現場では、医師の診断の客観性や病気の客観的実在という「暗黙のうちに常識化(支配的言説化)」した言説は訂正されることになります。

この「支配的言説」はどのような根拠で訂正されるのでしょうか。前述の Freidson(1970＝1992)は、「臨床経験」の価値を述べたあとに、「臨床家の目的は、知識ではなく行為である」とし、「選択と決断」について、次のように述べています。

臨床医は個々の具体的症例を扱う場合、法則的規則性よりも不確実性を強調し、極めてプラグマティックに理論より自分自身の働きかけと関連する諸帰結に依存する傾向がある。〔中略〕「臨床経験」という価値が強調される一因となっていると思われる。

医学的「老衰」言説の中では、医師の思考過程には、「王者は病態生理」という考えが存在します。他方、「臨床の不確実性」が存在する中での「臨床経験」もまた医師にとっては強力な武器となります。つまり、「臨床経験」という価値は、「これこそが教科書に記載された抽象的考察よりも、さらにまた科学的に検証された一般的知識よりもすぐれている、と考えられているからである」（Freidson, 1970 = 1992）。

よって、死因「老衰」診断現場での臨床医は、「個々の具体的症例を扱う場合」の「選択と決断」には、「法則的規則性よりも不確定性を強調」することになります。ここに「診療の場」や「医師の経歴」の問題は、「臨床経験」をとおしての「社会的基準」という視点へ問題が移ります。つまり、「科学的根拠」と「臨床経験」は「暗黙の社会的基準」でつながることになります。

さて、私が「暗黙の社会的基準」と表現した理由がまだ説明されていません。

＊「『老衰』は医師の社会的・職業属性と、医師の診察の構造的・組織的要因に依存するという点において、社会的に構築されている」。

＊「『老衰』に対する厳密な生物学的な基準が不在の場合、医師は『老衰』を定式化するために社会的基準に目を向ける可能性があるのだ」。

先に引用したChristakisの文中（本文一三二ページ）の「予後」を「老衰」に置き換えたのが、右記の文章です。この引用文が理論的な背景となり、その事実は、実証研究でも追認されました。すなわち、「老衰」の概念が曖昧なことによる生物学的基準の不在があり、医師は「非合理的言説」、「患者依存型診療」、「個人的イデオロギー」などの「社会的基準」に目を向けます。そこで医師は、多様な相互関係を考慮しながら、「社会的基準」に依拠して、確信をもって死因「老衰」を診断しています。そして確信の根拠となるのが、医療者と一般の人々の間に介在する文化的・社会的「老衰」＝「長寿・自然」です。

つまり、「『老衰』と診断する医師の『選択と決断』」は、死因「老衰」ではなく、文化的・社会的「老衰」言説に軸足を置くことが、理論的にも実践的にも確認できたことになります。

これを「暗黙の社会的基準」としました。なぜ「暗黙」としたのか、それは多くの医師に自覚されていないからです。これを許すのが、文化的・社会的「老衰」＝「長寿・自然」概念の形成であり、医療者と一般の人々の価値観が一致しているからです。

しかし、Christakisも指摘するように、「臨床上の意思決定一般は、次第に官僚制的、制度的、財政的基準によって影響を受けるようになっている」ため、近い将来における「老衰」診断の変容も、この指摘に沿うことになるかもしれません。
それは、現代が死因「老衰」と文化的・社会的「老衰」が競合し、さらに両者の内容の変容が進む時期となっているからです。

四　変容する「長寿」・「自然」

医学言説での、「いわゆる老衰」や「『老衰』は社会的概念である」という抽象的で曖昧な定義を具体化することが、本書の目的の一つでもありました。そこで、「老衰」を「老・衰」さらに「老い・衰え」と分節化し、「老い」は「長寿」に、「衰え」は「自然」という、歴史的・文化的背景のもとに構成できることを明らかにしました。

ただ「長寿・自然」は分節化したままではなく、「長寿」を前提にして、「十分に生きつくした末」の「衰え」、すなわち「長寿と言えるまで十分に生きつくした末に、自然に亡くなる」ことと統合して表現されて、はじめてその価値が見いだされます。

また、「老衰」診断の現場で、文化的・社会的「老衰」＝「長寿・自然」は「暗黙の社会的基準」として、日本の「老衰」言説の場では、絶えず現前することも実証されました。これは、日本人の肯定的価値観をもとにした概念であり、「老衰」で死にたい人々の思いと、死因「老衰」診断の現場で悩む医療者に新たな視点を示すことができます。それは、死因「老衰」概念と対抗できる新たな概念枠組みとなり、「転換のレトリック」から「対抗レトリック」へと変化したことになります。

これまで、死因「老衰」は、医療内部ではその多層構造と多様性をもって論じられてきました。しかしこの場には、それを包括する文化的・社会的「老衰」が機能しています。そこに、「老衰」の「徹底した医療化」を阻む意識と同時に、「社会問題」となる要因が含まれます。

すなわち、「老衰」の全体構成は並列的にあるのではなく、「長寿・自然」に裏打ちされた歴史的・文化的・社会的「老衰」が死因「老衰」を包摂するという構造になります（図7・一五五ページ）。

文化的・社会的「老衰」とは、「長寿」と「自然」の両方を満たさなければならないと定義してあります。日本の死因分類に「老衰」ということばが使われるようになってからおよそ一四〇年、何が変わってきたのでしょうか。「老衰」の現代的意味を、文化的・社会的「老衰」＝「長寿・自然」の変容からみてみます。

（一）「長寿」の変容

前近代での「老」＝「長命」は希少価値をもち、日本では「長寿」として表現されてきました。しかも、その末に「自然に亡くなる」のは、多くの人々の願望でもありました。長命者が希少価値を持つことにより、「長寿」の肯定的・願望的価値が認められていたのですが、現在ではどのようになっているのでしょうか。

人間の最大寿命は、歴史的には変化がないというのが通説で、どの時代にも、長命者・長寿者は存在しています。その数は、死因分類期以降、急速に伸びていることは統計的には明らかです。

わが国の全死亡数の中で七〇歳以上の占める割合は、男八二%、女九一%です。また、九〇歳までの生存確率は、男で二二・二%、女で四六・五%となっています（厚生労働統計協会編、『国民衛生の動向・2013／2014』二〇一三）。平成二五年の百寿者は五万四三九七人で、およそ二三〇〇人に一人ですが、二〇五〇年には六八万三〇〇〇人と推計されています（国立社会保障・人口問題研究所「日本の将来人口推計」二〇〇六）。すなわち、日本社会全体の長寿化が進むことにより、逆に「長寿」の価値観は薄れることになります。

さらには、「長寿」が「社会問題」としての負の価値観へと変化している側面も進行しつつあります。特に「認知症」は最も負の価値を負わされ、それに連動して「長寿」の負の側面が強調されます。もともと、「老耄は自然の摂理」、すなわち「養生は長寿を生み、長寿は老耄を生む」（新村、二〇〇二）と述べられています。ここでは老耄は病ではなく、加齢に伴って生じる障害とみなされています。

その後、「老耄・痴呆を病とみなすならば、医療の対象」となり、「蘭学・西洋医学が持ち込んだ治療の可能性は、その意味においては従来の老耄・痴呆観を変える契機」（新村、二〇〇二）となります。つまり、「老耄・痴呆」や「老衰」は病ではなく、自然の摂理とされてきた時代から、「医療化」によって病気とみなされることにより、負の価値観が育成されてきました。このように、「長寿」の価値の変容は明らかです。

しかし、現在は多くの人々が「長寿」の条件はクリアできることになり、その点では「老衰」の診断に「長寿」が及ぼす影響は少ないことになります。

（二）「自然」・「自然死」の変容

「老衰」言説の場で、最も頻繁に使われることばは「自然」、「自然に」、「自然死」です。この「自然」の解釈・変容が、「老衰」の現代的意味として重要になります。その解釈と変容とはどのようなものなのでしょうか。

①「自然」の解釈――「医療サイド」と「私たち」の相違

牧野（二〇〇〇）は、ありふれた「自然」ということばにも、「医療サイド」と「私たち」の間では「意味合いが違う」と指摘しています。

「医療サイド」は「自然死」という言葉を使い、それは死亡診断書の「病死及び自然死」規定に則っています。「自然死」とは、老化、老衰による死亡を指すとしています。それに対して、「私たち」は次のように解釈していると述べています。

一方、私たちが自然な死と考える死は、どのような死だろうか。人生をまっとうして老衰で亡くなること。家で死ぬこと。過剰な延命装置から免れること。苦しまずに死ぬこと。家族や親しい人にかこまれて死ぬこと。眠るように死ぬこと……。

また、終末期アンケート調査結果の「自然にまかせてほしい」の意味についての両者の解釈の違いを次のように述べています。

医療サイドでは、「何が原因で死んだか」というように、病理的な側面から「自然」を解釈しているのに対して、この調査結果では、「どう死ぬか」といった、死を迎える姿勢や過程を重視しているのが見て取れる。

牧野は「医療サイド」と「私たち」の「自然」概念の違いを適切に指摘しています。確かに、医療者の「何が原因で死んだか」という側面は、当然、医師としての専門性にもとづく思考過程です。特に医学的「老衰」言説では牧野の指摘は正しいと思います。それに対して、「私たち」は文化的・社会的「老衰」＝「長寿・自然」を基準に解釈しています。このことは、すでに本書で明らかにしてきました。

それでは、「自然」の解釈の違いは、どのような背景をもつのでしょうか。

②「医療化」の下の「自然」

「自然」に対する「私たち」の意味づけは、実証研究での住民へのインタビューでも明らかであり、牧野の指摘はうなずけます。もともとはこの乖離はなく、新村の次の記述は、戦前までわが国ではありふれていました。

　前近代社会における死の臨床は不作為の医療、死にあずからない医療が支配的となっていたが、そうした医療風土を支えていたのは、一つには死んだ年齢をもって天命・定命《じゅみょう》と考えるあきらめの観念である（新村、二〇〇二）。

「私たち」と「医療サイド」は、このような文化的・社会的「老衰」言説の「自然」から出発しました。それを変えたのは医制の発布であり、「老衰」の「医療化」となります。つまり、「医療化」が両者のへだたりを深めていくことになったのです。

その解釈、変容を　Illich（1976 = 1979）をもとにまとめてみます。

Illich（1976 = 1979）は、「医療化」の下の「自然死」を、次のように分析しています。まず、「医療的ケアのもと、健康な老年期に訪れる死のイメージはごく近年のもの」であり、「自然死のイメージ」は「次第に医療的な性格を獲得」してきたとしています。さらに次のように述べます。

社会の医療化は自然死に終焉をもたらしたのである。〔中略〕健康すなわち病気と闘う自律的な力は、最後の息の根まで奪われてしまっている。技術的な死は、死ぬことにおいて勝利を収めた。機械的な死がすべての他の死を征服し、破滅させたのである。

Illich の主張は、「医療機構そのものが健康に対する主要な脅威になりつつある」という立場です。まず、「自然の死」が「医療化」され、さらに「社会の医療化」という二重の段階に現在はあると指摘しています。つまり、「社会は各個人の死を防ぐ責任をもつにいたった。すなわち有効であろうがなかろうが、治療は義務」となってきます。現在は、「『老衰』の医療化」の下での「自然」の解釈が問題となります。

それでは、日本は、どのような「医療化」の下にあるのでしょうか。

まず医制での死亡届の義務化により、死は医師の管理下に置かれました。「死の医療化」が進行し、現在では病院死が八〇%以上の時代となり、病院死そのものが「自然な」時代と表現されます。また、医師が死に介入するのは当然となり、これも「自然」です。さらに、「医療者」側からは、「死にゆく自然なプロセスを達成するためには、むしろ適正な医療技術の投入が必要」（竹之内、二〇一二）とされます。同時に、住民は自分の健康を含めて医療に頼るという、「社会の医療化」という波の中にあります。この波も「自然」と考えられています。

次に、医療技術の高度化が、「死にゆく過程」を多様化しています。それは、脳死問題、死の判定基準などの「社会問題」に発展しています。「老衰」問題においても、中村や石飛の「自然死」が、文化的・社会的「老衰」からの死因「老衰」への批判であるとすれば、同じ介護・福祉の場であっても、「みなし末期」との批判があります。

横内（二〇〇〇）の規定する「みなし末期」とは、次のように説明されています。「治癒する可能性があるのに末期とみなして治癒のための治療を放棄しようとするものがあり、筆者は、これをみなし末期と呼んでいる」（横内、二〇〇〇）。さらに「日本では、毎年約二万人の高齢者が老衰で死亡するとされるが、本来、老衰死は存在しないか、あったとしても例外的と考えるべきものである」（横内、二〇一二）と述べています。

横内の立場は、死因「老衰」から文化的・社会的「老衰」への批判です。この医療技術の高度化や「死にゆく過程」の多様化が、「老衰」という病態を、誰が、どのようにして診断するのかということになり、医師の迷いにつながります。

三つ目は、「死」に誰が、どのように向き合うかということです。「医療化」以前は、死と本人の間には、神・仏が介在していたように思われます。死因「老衰」の診断現場では、死と本人という基本的状況が背後に退き、医療者、家族がその間に介在する場合が多いように思われます。死因「老衰」とは、必ずしも本人の意思が優先される場ではなく、多様な要因のもとにあることを理解することが、この問題解決の一助となるでしょう。

このような日本の現状には、Illich の指摘が当てはまるのではないでしょうか。「医療化」のもとでの「自然」や「自然死」の変容こそが、「老衰」言説での「私たち」の基準と「医療サイド」の基準がかけ離れ、問題を複雑にしているのではないでしょうか。さらに、「自然」、「自然死」の概念が、社会的にも医学的にも大きく変化していることに「医療サイド」は必ずしも自省的ではないといえます。

たとえば、特養の常勤医（中村、二〇一二）の「自然死」と、病院における「自然死」は、医療行為という人為的処置の程度や有無からみると、その違いは明らですが、医療者側では同じ「自然死」概念が使われています。それは、「疾患の自然史」で述べたように、治療の有無に関係しない「自然死」概念です。つまり、特養では治療をしない「自然死」を、病院では「入院医療」のもとでの「自然死」と解釈しているからです。

また、死亡診断書の、「死因の種類」での「病死及び自然死」の項、「記入マニュアル」での「老衰＝自然死」規定は、国家的な規範であるという意味では、問題を含みます。なぜなら、「死因の種類」を「病死及び自然死」と表現すると、それぞれの定義が必要となります。しかし、なぜそのように定義したかの理由は、資料上は不明であることはすでに述べました。

③「自然死」と「natural death」

私は、「自然」の解釈、「自然」と「医療化」の背後に、さらなる問題があるのではないかと思うようになりました。ヒントは、柳父の『翻訳の思想 「自然」とNATURE』（一九七七）、『翻訳語成立事情』（一九八二）にありました。

柳父によると、「近代以降、今日に至る私たちの『自然』ということばには、新しいnatureの翻訳語としての意味と、古い伝統的な意味とが共存」（柳父、一九八二）しています。そして、「自然」ということばには、「その意味が十分に知られなくても、知られているかのように扱われ」る「翻訳語の『カセット効果』」（柳父、一九七七）がみられます。ちなみにカセットとは、小さな宝石箱のことです。

柳父の著書をもとに、「自然」と「Nature」について概観してみます。

まず、明治中期を境に「自然」と「Nature」が混在するようになったことが指摘されます。そして、両者の共通点は「人為」と対立することであり、相違点は次のようになります（柳父、一九七七・一九八二）。

①「自然」は「人為」と対立し、両立しない。「自然」であるとは、「人為」的でない、ということである。主客未分、主客合一の世界。副詞、または「自然な」のような形容動詞として

使われることが多い。

②natureは、人為（art）と対立するが両立する。というより、たがいに補い合っている。natureの世界はartの世界と、対立しつつ補い合う関係である。natureは客体の側に属し、人為のような主体の側と対立する。natureは名詞である。

そして「一つの翻訳語をめぐる母国語の意味と、翻訳語の意味との混在という現象は、人びとに気づかれがたい」と述べています。歴史的には、森鴎外が、科学の対象であるNatureを、「自然」と訳す以前（明治二二年）、「自然」科学の分野では、Natureの翻訳語としては、「天」とか「天然」とか「天地」とか「万物」などを使うのがふつうでありました（柳父、一九七七・一九八二）。

このような視点から、「老衰」言説のみならず「死」言説を読み直してみると、柳父の指摘に妥当性があります。詳しくは、原著にあたっていただくとして、私の試論を述べておきます。「自然」とNatureの違いが、なぜ「老衰」と関係するのでしょうか。それは、「死因の種類」で述べた「自然死」と、英語圏の「natural death」の問題にかかわるからです。日本語の「自然死」は肯定的で「人為」が加わらないさまとしての意味で理解されています。他方、「natural death」には、「人為」と対立するが、互いに補い合っている関係があると解釈されます。

つまり、日本の「自然死」概念は、「自然死＝天命、寿命」の思想にみられる、「おのずからそうなっているさま、天然のままで人為の加わらぬさま」(『広辞苑』)に一致すると考えます。それは、先に述べた文化的・社会的「老衰」概念で論じた、「自然」と一致します。

他方、「西洋の自然観のいちばん基本にあるのは、万物を、『聖書』に記されている意味での神の被造物と見ることであって、しかもその中で、人間を、かつ人間だけを、他よりは上位にある特別の被造物であると見るところに、西洋の自然観の基本」(渡辺正雄、一九九五)があります。よって「〝nature〟に〝art〟が加えられても、それが〝nature〟でなくなることはありません」(川崎、二〇〇五)。

このような「natural death」を私は、次のように理解しています。

「natural death」は、病院死そのものが自然、医師が死に介入するのも自然、さらには、「死にゆく自然なプロセスを達成するためには、むしろ適正な医療技術の投入が必要」(竹之内、2012)、などの言説が許容される文脈の根拠になっていると考えます。この「natural death」としての思考方法が、死因「老衰」言説の場で使われる「自然」概念であると考えます。なぜなら、人の上に「創造主」があり、人の下に「自然」があって、近代医学が発展してきたからです。つまり、人為が加わっても「自然」であり、補い合っているからです。

「医療者サイド」と「私たち」の解釈の相違、「医療化」のもとの「自然」の理解、これらの根底に「自然＝ジネン」、「自然＝natural death」の理解や解釈の問題があると思います。

この「翻訳」という問題の中に、死因「老衰」死亡率の国際比較解明のもう一つの解答があり、「ことば」や「医療文化」と関連してきます。

五　残された課題――「医療文化」と「老年の医療化」の問題

「老衰」の英語表記は変化していますが、日本の表記は「老衰」で終始一貫している意味は何なのでしょうか。そこに、「翻訳されたことば」の問題があらわれ、それをさらに追究していくと、「医療文化」という問題までさかのぼるのではないでしょうか。

また、「『老衰』の医療化」より、「老年の医療化」という視点からの問題提起も必要となっています。

このことについて、手短に私の考えを述べます。

（一）「医療文化」

翻訳の問題とも関連する、「老衰」の「医療文化」について考えてみます。

ＩＣＤの細分類の表記をみてみると、英語表記は「old age」→「senile decay」→「senility」と推移していますが、日本語表記は終始「老衰」です。

「用語が変化したとき、新しい用語が発明されたとき、あるいは既存の用語が新しい意味を与えられたとき、そうした動きは何か重要なことが社会問題の経歴または歴史に起こったことを示している」（Spector & Kitsuse, 1977 = 1990）とするのが社会学の視点ですが、これまで論述してきたように、その理由は日本文献では明示されていません。
「old age」は日本語では「老齢〈期〉、老年、晩年」と翻訳され、「senile decay」は「老衰、老朽」、「senility」は「老衰、老年、老齢」や「老人性痴呆症、老いぼれ、もうろく」などと訳されています。
私の問題意識は、和田（一九七一）の次のような指摘と一致します。

英語のsenilityとは必ずしも高齢に達したことを意味しないで、むしろ老齢のために起こる全身機能の低下（senile decay）即ちもうろく・老もうと解釈されるのが普通のようである。これに対して日本語の老衰という表現には、自然死への前段階を意味する内容が一般に強く含まれていると考えてよい。このように分類表のsenilityは老衰と解釈されてはいるけれども、それぞれの解釈の間に差があるとすれば、これは是非とも一考されなければならない。

つまり、和田や私が述べたいことは、日本の「老衰」には肯定的側面があるのに対して、英語の「senile decay」、「senility」には、「もうろく・老もう」という否定的な意味が強く表れているのではないかということです。それによって、「老衰」概念は日本人には受け入れやすいが、英語圏の人々には受け入れがたい概念であるとすると、診断名「senile decay」、「senility」ともに、死亡診断書に記載されたくないという意識が、医師・患者に共有され、そのために「老衰」死亡率低下の要因の一つになっているのではないかという推論が成り立ちます。

参考までにPayer『医療と文化』（1988＝1999）から、関係するような記述を列記しておきます。

＊一枚の同一の死亡証明書に記載されている内容を読んでも、国が違えば医師たちは異なる死亡診断を下している。

＊アメリカの若いジャーナリストたちは死亡欄に「老衰で死亡した」などと書かないように教え込まれる。

＊どんな検査をしても異常が見つからないときに、アメリカの医師が好んで使う「くずかごの診断名」はウイルス、別名、低病原性のウイルスである。

（二）「老年の医療化」

ＩＣＤの大分類は「old age」、日本語訳では「老年」から始まっています。そうすると「old age」＝「老齢・

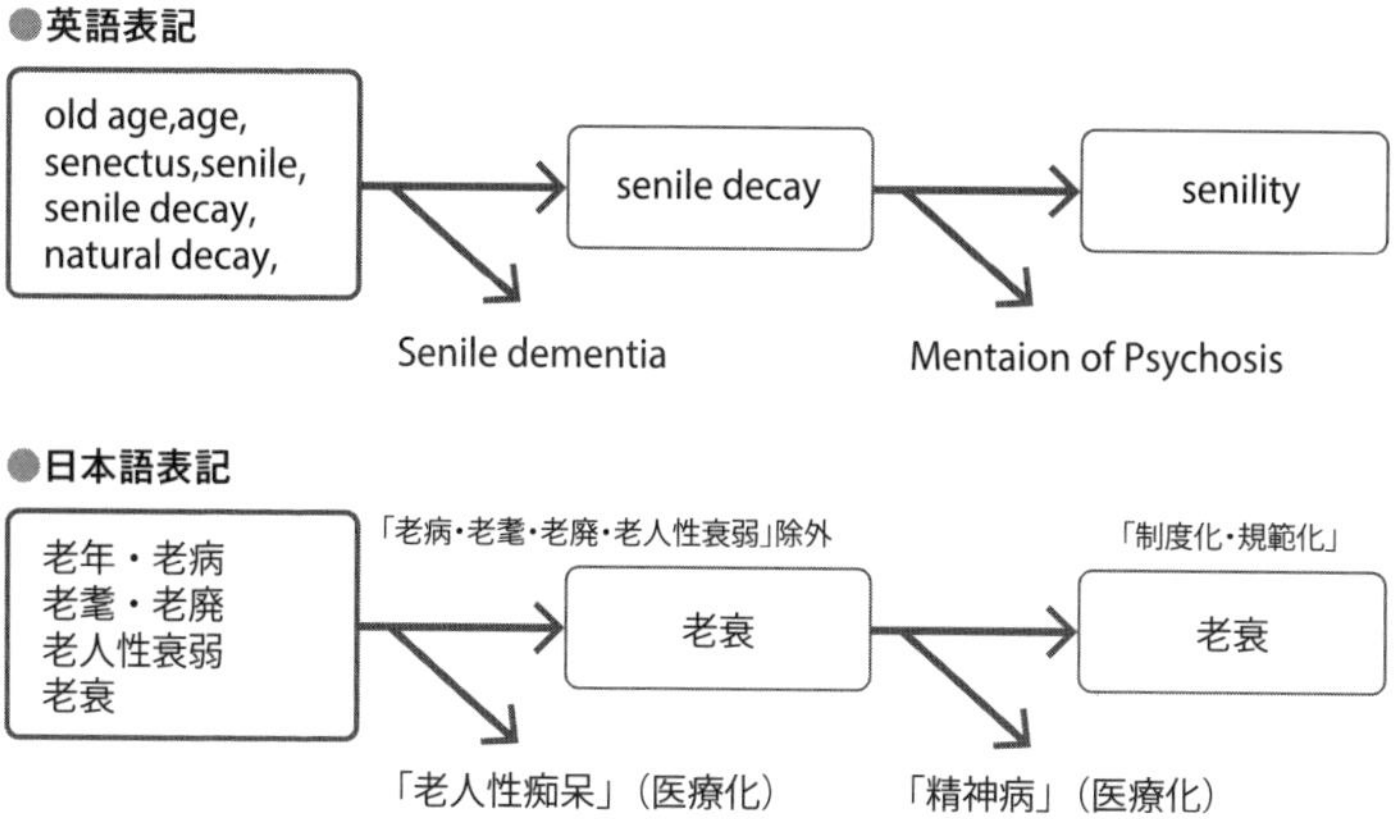

高齢」すなわち「老年」がまず「医療化」されたことになります。その過程の中で、「老耄」や「老病」などが除外され、「痴呆や精神病を伴う老衰」がさらに「医療化」され、「『老衰』の医療化」が進行していきます。同時に、「『老衰』は書かないように」などの、制度化・規範化がなされます。

Illich は次のように述べています。

たとえば老年は、特権、あるいは哀れむべき終末とも考えられたが、決して病気とは考えられていなかったのに、最近では医師の指示の下におかれることになってしまった。老人ケアに対する要求は大きいが、それは生存する老人が多いという理由からよりは、老年は治療されるべきだと主張する老人がふえたからである（Illich, 1976 = 1979)。

ここでは、「老年は治療されるべき」ということが重要です。決して病気とは考えられていなかった「老衰」が「医療化」された端緒にも、また「治療されるべきだと主張する老人」が増えるこれからも「老年の医療化」が問題の本質であるとするのが、私の視点です。そのような意味で Illich の認識には同意できるところが多くあります。

つまり、希少価値としての高齢者の「老衰」概念と、死亡者の中での圧倒的多数となった高齢者の「老衰」概念の違いをみる場合、「老年の医療化」という視点をとることが有用ではないのか、と私は考えています。

この「医療文化」、「老年の医療化」という、今後に残された課題を解くには、「国際比較社会学」としての視点を用いることが有用でしょう。私にとっては、手に余る課題であったので、指摘だけにとどめます。

終章　問われる超高齢社会日本での死——死因「老衰」再考への道

超高齢社会としての日本は、同時に多死社会となり、死者のほとんどは高齢者が占めることになります。看取りの中で「老衰死」が問われるのは、「診療の場」に超高齢者が集中するからです。このような時代にあって、私たちは「老衰」を含む「形容される死」を、今までのように望めるのでしょうか。

まず、平均寿命と最大寿命について、何が問題なのかをみてみます。そして、近い将来の問題として、私は「老衰」をどのようにみているかを明らかにします。また、これからの「老衰」問題に対する、私の視点をも示します。

一 平均寿命と最大寿命

平均寿命

平均寿命は、一八九一〜一八九八年には男四三歳、女四四歳から、約一世紀後の二〇一〇年には男八〇歳、女八六歳となり、およそ三七〜四二歳という急速な延びがみられました。二〇五五年の推計は、男八四歳、女九〇歳となり、次の四五年間は約四歳延びることになります。

そして、「今後わが国では、これまでの長寿化によって順送りになってきた死亡が現出するため（言い換えれば人口高齢化のため）死亡数は急速に増加」（金子、二〇一〇）し、「多死社会」を迎えることになります。

ただ、「平均寿命の延びは一九七〇年代以前のように生存曲線の矩形化《くけい》（曲線の形状が長方形に近づくこと）によってではなく、高齢者側へとせり出す形で生じている」（金子、二〇一〇）。よって、「死亡率の相対的な低下がとくに著しい年齢は、むしろ次第に上昇しており九〇歳代など超高齢での死亡率の減少は顕著である」（堀内、二〇一〇）。このように、「高齢者側へとせり出す形」の平均寿命の延びと、「九〇歳代など超高齢での死亡率の減少」の時代を迎え、将来は老化（老衰）が主要問題となることが予測されます。

このことが、現在の平均寿命の延びの特徴であり、それが「老衰」問題へと直結する側面でもあります。

それでは、最大寿命は延ばせるのでしょうか。

最大寿命

日本の死亡数の年齢別ヒストグラムの推移から、小澤（二〇〇九）は、「死亡時年齢は、右を固定した正規分布と、それ以前の早期死の二つの部分で構成されていることがわかる。右端は男性では一〇五歳、女性では一一〇歳くらいで、この値は今後もあまり変わらないことを、平均余命の推移図が示している」と述べています。右端とは最大寿命のことです。現在の正規分布のピーク値は男性で八五歳、女性で九〇歳となり、平均寿命よりもさらに高値です。

高木（二〇〇九）は、ヒトの寿命はどこまで延びるのか、という問いに対して、「平均寿命を延ばすことはできても最大寿命には限度」があり、「不老は不死につながらないのである」と述べています。

二〇五五年までの約四〇年間に延びる平均寿命は四歳です。ある意味では、私たちの平均寿命と最大寿命の間はかなり接近していくこととなります。しかし、現代も将来も、最大寿命を延ばすこと――不老長寿・不老不死の夢は生き続けるでしょう。このことは、「『老衰』の医療化」の肯定、将来的には遺伝子操作の問題などへとつながっていきます。

二　さらなる長寿時代へ

近年のわが国の平均寿命の伸長は生存曲線の矩形化ではなく、生存曲線自体のシフト、すなわち死亡の遅延によってもたらされていることが「老衰」と関連します。

具体的には、「九〇歳以上の人口は、二〇〇八年は一〇〇万人を超え、二〇二五年には三〇〇万人を超えると推計」されています。さらに、百寿者は、「二〇一〇年四万四四四九人、その後の推計は、二〇二〇年一二万八〇〇〇人、二〇四〇年四二万人、二〇五〇年六八万三〇〇〇人と推計」されています（国立社会保障・人口問題研究所編。日本の将来推計人口　平成一八年一二月推計）。また、現在およそ年間一二〇万人の死亡数が、二〇三八年には、およそ一七〇万人に達すという推計がなされていますが、死亡はさらに超高齢者側に偏移することになるということです。よって、「死亡場所に関しても、自宅に限らず、病院・施設と多様化していることを考えると、臨床医が『老衰死』に遭遇する機会は増えるであろう」（今永・丸井、二〇一一）との状況認識には間違いありません。

しかし、医療現場では、「神経内科の三〇％は九〇歳以上」、「九〇歳以上の人の認知症は普通のこと。神経内科でも、老化、老衰、病気の境界が不明瞭となってきている」。その状況の中で、「老衰は議論の対象にもされない」、「認定医のカリキュラムにも、そのような教育はされていない」（医師Ｄ‐４）と、総合病院医師が現状を語っています。

さらなる長寿化の時代に向けて、超高齢者社会・日本の死の中の一つである死因「老衰」の意味が問われることになります。それでは、この道筋にはどのような課題が待ち受けているのでしょうか。

三　死因「老衰」増加への圧力

「取材班」（二〇一六）では、「結核による死亡者数」は「右肩下がり」、「がん患者数」は「右肩上がり」なのに、「老衰」死者数の「U字型」のグラフを見た記憶はほとんどなかった、と述べられています。私は、「老衰」の歴史社会学の視点から、二〇〇〇年以降を「さらなる変化――長寿化と『再上昇型』死亡率パターン」としてとらえています。

確かに、二〇一四年七万五三四〇人、二〇一五年八万四八一〇人、二〇一六年の概算数九万二七五九人は、今永ら（二〇一一）の二〇二五年推計値・九万三九四四人に近似し、増加のスピードが増し、「U字型」のグラフを形成します。

それでは、超高齢者人口の増加に比例して「老衰」死亡者数が増加することは、何の圧力も受けないのでしょうか。統計的「老衰」、医学的「老衰」言説から、すなわち「後進国の段階」、「医学の進歩」、「純粋な老衰」を求める圧力から、何の影響も受けないのでしょうか。

また、文化的・社会的「老衰」と規定した「長寿のすえに、自然に死に至る」、「十分に生きた末に、自然に亡くなる」という経験は、これからも増え続けるのでしょうか。

私は、増加への圧力として、次のような要因を考えます。

（一）医学的要因――「医療化」

統計的「老衰」でみたように、日本は先進国の中でも「老衰死」比率が高いことによる「後進国の段階」言説は生き続けています。また、「死亡の防止」を目的とした「老衰は無視」という「国際ルール」と、日本の「老衰」死亡率の増加は、医学的には矛盾します。

二〇一四年には、日本老年医学会は「フレイル」という概念を提起しています。「フレイル」は英語の frailty のことです。この訳として日本語では主に「虚弱」が使われますが、「老衰」、「衰弱」、「脆弱」などの日本語訳も使われてきました。この訳語には、「加齢に伴って不可逆的に老い衰えた状態」という印象を与えるために、しかるべき介入によって再び健常な状態に戻るという可逆性が包含される「フレイル」としたと説明されています（新井秀典、二〇一六）。ここには「ことばの定義」の問題と同時に、やはり「医療化」の方向性が強くうかがわれるのではないでしょうか。

また、医学教育では、死の教育を含め、ICDの概念、「老衰」の取り扱われ方は減少しています。医療の現場では、「病院には『老衰』はない」ことによる、「臨床経験」にも希望は持てません。すなわち、医学教育や医学経験は減少の方向へ向かい、「『老衰』の医療化」の力が増すという構図になっています。

なお私は、「老年の医療化」の圧力が医学的要因の本質であるとの視点をとっています。

(二) 制度的要因――行政の介入

行政の資料からは、戦後、ICDの目的に沿って、行政がたびたび基準の変更を周知していることがわかります。たとえば、昭和二一年には、「老衰」はなるべく書かないように、と指導しています。また、平成七年には心不全は書かないようにとの指導により、心不全は一時的に減少しています。

さらに、死因「老衰」の検討をとおして見えてくるのは、医師によって記載された死亡診断書の評価です。わが国の死亡診断書の状況を大井ら（二〇一二）は、「死因統計に直接関与する死亡診断書の約八%、時には一〇%近く、約一割が間違っている、章も違うということになると、もしこれが事実なら、他の業界であれば偽証罪ですよね」。「医師に対して、〔中略〕さまざまな介入しても精度はもう一つ上がらなかった」と述べています。

また、法医学者の黒木ら（二〇〇四）は、「日英の死亡診断書の実情」を次のように列挙しています。

「日本ほど行政も医師も死亡診断書の死因内容に関心の低い先進国はない」

（英国においては）「死亡診断書は、医学部卒業後四年以上の研修を受け、GMC（医事審議会）に登録された医師しか作成できない。しかも、診断された病気で最終的に死亡した時にしか死亡診断書を交付できない」

「英国の異状死体届け出は全死亡の三一％（日本の二・六倍）」

「法医解剖は全死亡の二二％（日本の一六倍）」

統計学者や法医学者らによる「専門性の基準」をもとにした医学的「老衰」言説は、「老衰」死亡率の増加に比例して高まることが推測されます。また、「記入マニュアル」をもとにした制度的・規範的「老衰」規定による行政からの圧力が強まることも予測されます。最近の「記入マニュアル」には、「老衰」の記載例が新たに追加されています。

(三) 文化的・社会的要因――死の病院・施設化

医療者・国民の共通の問題として、「老衰」を経験する機会が社会一般も医師も少なくなりつつある、ということが三つ目の要因です。すなわち、死の病院・施設化により、大衆による「自然な」、「枯れるよう」な「死」の経験はますます減少すると思います。さらに、住民の不老長寿の夢は、医療者側への「『老衰』の医療化」圧力となり、抗加齢という限界寿命に対する挑戦――「医学の進歩」――を生み出します。

国際比較において日本の「老衰」死亡率が高いのは、他の国々に比べて文化的・社会的「老衰」概念が医療者・国民の側にも肯定的に認識されていることが、大きな要因と考えます。しかし、これから統計的・医学的・制度的「老衰」言説の圧力が加わるなら、日本もアメリカと同様、「老衰では死ねなくなる日」を迎えることになるかもしれません。現在は文化的・社会的「老衰」と医学的「老衰」、中でも医学の抗老化・抗加齢とのせめぎ合いの時期であると考えています。

四　「老衰」概念の転換点としての現代

「老衰死」の急増は、大きくは二つの問題に収束します。一つは国際比較の問題、もう一つは国内問題です。

（一）「『老衰』では死ねないアメリカ」は正しいのか？

すでにこの回答の一端は、「老衰」と「アルツハイマー病」の日米比較で述べました。もう少し整理して述べますと、ここには死亡診断書の信頼性という問題と、「医療文化」がかかわってきます。死亡診断書の信頼性は公式統計の信頼性にかかわります。つまり、日本の公式統計の国際的評価の問題となるのです。それは、Nuland が述べたように、行政が死亡診断書の正確性をどのように確保しているかということになります。その点で、日本の死亡診断書の信頼性への疑問をすでに指摘しました。

新井保経（一九五七）は、「国による医師のくせ」という表現をしていますが、それが「医療文化」となります。日本においては、文化的・社会的「老衰」＝「長寿・自然」となります。各国においても、そのような「医療文化」が存在するとしても、欧米との比較での圧倒的な死亡率の差は、それのみでは説明できません。

結局は、死亡診断書の信頼性と「医療文化」という二つの要因の解明が進まないと、「『老衰』では死ねないアメリカ」のレトリックは解決しません。

（二）「日本は『老衰』大国」は正しいのか？

それでは、国内問題とは何でしょうか。

そこにあるのは、全死因の七・一％、死因の五位（平成二八年度）を占める「老衰死」が「みなし末期」と指摘されるような批判に耐えられるのだろうかという疑問です。「老人病院」のレポートを行った斎藤（二〇〇二）の、「何が『自然』で『尊厳がある』のかは、実は、あいまいで、個々人の人生観によって大きく変わる主観的な概念だ」という指摘にも、耳を傾けなければなりません。つまり、日本の「老衰死」データが、死因「老衰」の本来の「よい死」、「望ましい死」という概念に一致しているのだろうか、との問いです。

「老衰死」の増加の要因が「最後まで徹底した治療を行なうよりも自然な死を受け入れるという考え方の広がりが背景にある」（NHKスペシャル）と単純にいえるのでしょうか。また、「人間生まれる以上全部老衰に到って死亡するのが衛生の理想」（高野、一九三九）であり、「老衰死の増加こそが、すべての健康関係指数を集約したものとして、国民の健康幸福の水準の高さを示すものと言っても過言ではない」（植村、一九八四）といえるのでしょうか。

一九六〇年代に「老衰はほとんど認められない」とされる病理学的「老衰」言説を支えた「老人ホーム」が、現在は「老衰の死亡場所」として主要な位置を占めつつあります。かつての「老人病院」の現状を知る医師としては、「老衰」死亡率の急増を無条件に「良い死」や「自然な死」の増加とする論調に同意できません。

(三) 死因「老衰」再考の道筋

この国際比較と国内問題に対して、正面から対峙することが、現在求められていると考えます。いま一度立ち止まって、「老衰」本来の問題点を整理する時期であると確信します。

私は、死因「老衰」言説の立場、すなわち「老衰」の「医療化」の方向性、文化的・社会的「老衰」言説の立場、すなわち「老衰」＝「良い死」・「望ましい死」の方向性、この両者の一方にくみしてはいません。

私たちは、長い歴史性をもつ「老衰」概念の転換点にあり、それは死因「老衰」再考の時期であると考えます。つまり、「伝承性の強い社会的強制（慣習）」としての文化的・社会的「老衰」の変更より、死因「老衰」概念の変化こそが求められているのです。その根拠として、「老衰」と「アルツハイマー病」での日米の逆転した死亡率を挙げています。さらに推論を進めると、死亡診断書に「老衰」という単独死因のみが記載されていること、日米の「医療文化」の差、この二つが現象的には「日本は『老衰』大国、『老衰』では死ねないアメリカ人」となっているのでは、と考えています。

特に、「公式統計の成り立ち」から学ぶべき教訓として、死亡診断書の意味や意義を医師が再考することが求められるのではないでしょうか。死亡診断書の信頼性、正当性を保証する条件は、「死亡に関したすべての事項が死亡診断書に記載されるようにし、作成者（医師）がいくつかの病態を選び、その他の病態を記載しないことがないようにする」（『分類提要』）ことであるとされています。

ただ、死因の五位を占める「老衰死」が、文化的・社会的「老衰」＝「長寿・自然」であるとの保証がない限り、「良い死」、「望ましい死」としての言説にも妥当性がありません。実証研究から得られた、「『老衰』と診断する医師の『選択と決断』」の背景をなす、「暗黙の社会的基準」は、日本的思考を基にしていることを自覚することが必要であると思います。文化的・社会的「老衰」概念のみを強調しますと、「老衰」概念の混乱が大きくなるからです。

いずれにしても「老衰」は、超高齢社会での死のありようを問う主要な問題へと展開することは間違いありません。私が示した「老衰」の構成図は、混乱していた「老衰」概念を整理したものと考えます。この構成図の全体像をもとにして、「老衰」概念のさらなる検討が必要と考えています。

五　複合死因と死亡証明書

これまで論じてきた「老衰」問題への、新たな視点として複合死因と死亡証明書について述べます。

（一）あらたな視点――複合死因という発想

死亡診断書を作成する医師の責務は「どの病態が直接に死亡を引き起こしたかを示すこと、およびこの原因となるいくつかの先行病態を示すこと（『分類提要』）」です。そして、死亡診断書の信頼性、正当性を保証する条件は先に述べました。

このように規定された原則がどの程度守られているのかが問題になり、先の統計学者や法医学者の批判となります。それと同時に、死亡診断書での「原死因」の定義に問題があるのではないでしょうか。

一九五七年当時、厚生省統計調査部計析課技官の肩書で、上田フサらは「死因統計から慢性疾患とくに老人性疾患を観察するさい、従来の表章死因では、しばしば疾病の経過が無視されるため必ずしも適当ではない」（上田ら、一九五七）と指摘しています。すなわち、変性疾患・慢性疾患においては、単一な死因の選択には問題があることの指摘です。

その後も、「複雑化した死因構造の実態をより詳細に把握するためには、原死因のみならず、死亡診断書に記載されたすべての診断名についても分析を行なうこと（複合死因分析）が重要である」（梅田ほか、一九八八）とされてきました。

なぜ、私が複合死因を強調するのでしょうか。

わが国の長寿化による、慢性疾患の増加と死因構造の複雑化はさらに進むでしょう。しかし、人の死を単純化しようとする「原死因」概念に妥当性があるのか、という疑問があります。しかも、情報革命といわれる現代においては、死因統計のシステムは、その複雑性にも対応可能でもあるからです。

私は死因「老衰」を許容することにより、わが国の「老衰」死亡率を高めることを意図しているのではありません。死亡診断書に（ア）肺炎、（イ）老衰、（ウ）認知症と記載された場合には、長い「認知症」の過程の中で、老い衰えて（「老衰」）、最終的には「肺炎」で亡くなったのだということが明らかになるような努力が必要である、と言っているのです。

「国際ルール」の規定により、複合死因として「老衰」が記載されたとしても、それは無視されてしまうことが問題です。また、死因「老衰」を許容するということは、文化的・社会的「老衰」というわが国の歴史的・文化的背景をもつ概念を意識することにもなるからです。

本書では、文化的・社会的「老衰」＝「長寿・自然」と死因「老衰」の構成を検討してきましたが、それは対立するものではなく、統合できるものであるとの立場を強調します。それが「複合死因」という発想です。

（二）死亡証明書の恣意性

「生きている間に記入ずみの自分のこの書類をみるということは決して起こり得ない」ユニークな書類、これが死亡証明書である、とShneidman（1973=1980）は記しています。その「死亡証明書」の意味について、次のように述べています。

死に社会的な意味を与え、時代時代における死の領域を定める特殊な形式。〔中略〕死亡証明書はその時代の人びと、少なくともその時代の行政と法医学関係者が死をどう考え、どのようにして人が死んでいくと考えるかを反映している。

そして、Shneidman は死亡診断書に、「死ぬ意図の有無」を記す項を設けることを主張しています。理由は「精神と社会と生物の三つの面から総合的に人間をとらえる現代の視点を死亡診断書に取り入れ、人間がみずから死を選びうる存在であることを認める」ためです。

さらに、死の概念は変化していくこと、死亡証明書の恣意性について、次のように述べています。なお、NASH分類とは、自然死（natural death）、事故死（accidental death）、自殺（suicide）、他殺（homicide）の頭文字をとって呼んだものです。

人生において死が不可避であるのは動かしがたい事実であるが、死を概念化する方法となると、死そのものとは別物であって動かしがたい事実ではない。人が考えた概念ならば、もっと明確にすることもできれば、変更することも可能である。

事実、時代遅れになったNASH分類がその後数世紀の間生命を永らえている間に、死の概念は絶えず変化してきた。それぞれの時代の人びとが、その時代の思考方法になじみ、それがいつの時代にも通用する考え方であるかのように思い込んだ。

「人が考えた概念ならば、もっと明確にすることもできれば、変更することも可能である」とするShneidmanのこのことばが、本書の立ち位置でもあります。

補記　私の「問題経験」としての「老衰」診断

「老衰」診断率はなぜ高かったのか――「問題」を経験する

「問題経験」とは疑問、違和感、「何かおかしい」……などのさまざまな「問題らしきもの」を経験することである、と草柳は述べています（草柳、二〇〇四）。そこで、地域医療をまとめるなかで、私はどのようにして「問題経験」として、「老衰」を意識してきたのかを述べます。

表6での死因構成割合の比較をするなかで、私の視点は次のように変化していきます。

私の死亡診断書の病名では、「老衰」の死亡比率が一三・七％でした。悪性新生物（癌）や慢性疾患による死因割合は全国、鹿児島県とあまり差はないのに、私の「老衰」診断率のみがなぜ全国に比べて三・六倍、鹿児島県では四・三倍もの差があるのか。それは、単に統計期間の相

表６　死因別構成割合の比較

死因名	筆者死亡診断書 平成 8～23 年	鹿児島県 平成 22 年	全国 平成 22 年
悪性新生物	32.0 %（42 名）	26.8 %	29.5 %
心疾患	9.2 %（12 名）	15.4 %	15.8 %
肺疾患	5.3 %（7 名）	13.2 %	11.3 %
脳血管疾患	17.6 %（23 名）	12.0 %	10.3 %
事故・自殺	16.8 %（22 名）	5.6 %	5.9 %
老衰	**13.7%（18 名）**	**3.2 %**	**3.8 %**
その他	5.3 %（7 名）	23. 8%	23.9 %
全死因	100%（131 名）	100%	100%

出典：鹿児島県「平成 22 年人口動態統計（概要）、表９」改変
注；肺疾患とは肺炎と慢性閉塞性肺疾患の合計。（　）内は患者数

違なのか、高齢化率が高いから差があるのか、老衰死亡率の差異にはどのような要因があるのか。これらの疑問に答えるための、資料や文献を当たることになります。

ここから、私の「問題経験」は「老衰」問題となりました。しかし、問いの始まりは、「なぜ死因『老衰』診断率は高かったのか」であり、「なぜ」は医学的・医療的要因を念頭においたものであるので、その要因を、医学論文に求めることになります。しかし、その回答を医学――医療問題――に求めても、十分に得られなかったことはすでに述べました。

どのようにして死因「老衰」を理解したのか

私の「医師の経歴」は、一九七一年医学部卒業後、一六年間の大学病院・旧国立病院、八年間の総合病院での勤務医、一六年間の公立診療所での地域医療となります。この経歴は、新臨床研修医制度（平成一六年）開始前までの、日本における多くの臨床医師の経歴と一致するものです。

臨床医として多くの患者の死に接してきましたが、どのようにして「老衰」死を理解したのかを「語り」ます。

初めての「老衰」診断の物語

明治生まれ（一九〇四年生）の〝シマコ〟（仮名）ばあさんとは、訪問診療で三回しか会っていない。私の赴任前から、すでに寝たきりになって四カ月目だった九二歳のシマコばあさんは、会話はできず（発語障害）、食べるのも流動食を数回に分けて少量ずつで（経口摂取低下）、やせ細って、足の関節は硬くなり（関節拘縮）、オムツをつけ（失禁）、床ずれ（褥創）もできていた。

そのような状態を、七〇歳代の嫁が一人で介護していた。介護保険が成立する前ではあったが、シマコばあさんは「寝たきり状態」にもかかわらず、衣類や寝具も含め、身体の清潔さから推測される介護の優しさが印象深かった。

死はゆっくりやってきたのだろうか。家族から「今朝七時過ぎに、目を閉じました」と電話があった。臨終の場に医師がいない状況というのは、病院での「看取り」に慣れていた私にとっては初めての経験でもあった。死者の顔は安らかであり、周りの家族も「満足」な会話に終始していた。私は死亡診断書の死亡の原因Ⅰ欄、（ア）直接死因の欄に「老衰」と記し、発病（発症）又は受傷から死亡までの期間の欄に「不詳」と記載した。医師になって二五年目で、初めて「老衰」の診断をした。そして、「目を閉じました」という言葉と、医師不在の臨終が、現在も私に残っている新鮮な「死者の記録」である。

私はなぜ、「老衰」と診断したのだろうか。前任医との引き継ぎでは、「もう年ですし、老衰状態でしょう」との会話。介護保険制度前で、家庭介護の嫁さんは「爺さんもここで看取りました。老衰のようなものでした」、「婆さんも、年ですし、老衰でしょう」との会話だったので、その中で形成されたのではないだろうか。

その意味では、死亡診断名「老衰」は、私がしたのではなく、家族が診断したといってもよいのかもしれない。もちろん、訪問診療で診察はしたが、医療的処置は床ずれの処置のみであった。平成七年、日本医師会発行「死亡診断書の書き方」は机の中に死亡診断書と一緒にあった。その中には、「老衰」記載の注意事項はなかった。

最後の「老衰」診断の物語

それから一五年後の二〇一一年、義父の診断書を一八人目の死因「老衰」として書くことになる。義父は九一歳（一九二〇年生）で転倒骨折を機に、寝たきり状態となり、死亡の約三カ月前から、嚥下機能障害による誤嚥性肺炎を繰り返すようになった。胃瘻造設の入院を勧めるが、本人が拒否の意思表示をすること、胃の切除後なので胃瘻造設に内視鏡的方法が困難等の理由で、在宅での訪問診療・看護を受けながら、娘二人による在宅介護を行うことになった。

在宅での終末期を決断したのは、これまでの生活の中で示された本人の意思と、娘たちの確たる信念——最期は自分の家で看取る——であった。

医師としての決断は、やはり「食べられなくなった」ときに、どのような選択をするかである。また、症状の出現——肺炎による発熱など——にどのように対応するかであった。私は、これまでの対応通りに、発熱の対応を行い、一日一本程度（五〇〇ml）の末梢静脈点滴を行った。「食べられなくなった」日から四〇日目に義父は死亡した。筆者は（ア）直接死因の欄に「老衰」、期間「四〇日」と記載した。

その時点で、私は「老衰」診断を選択するのにジレンマがなかったわけではない。病名としてはパーキンソン症候群、嚥下性肺炎なども挙げられるが、そのような「病気」で死ぬことの意味より、娘たちが、日常の生活の中で看病・介護を行った末に亡くなった、その後者を重視して「老衰」を診断したと、現在考える。

平成一八年版の「死亡診断書記載マニュアル」は、診断書と一緒にあり、それには「老衰」診断の注意書きがあった。

「老衰」診断の基準をもっていたのか

私は、一六年間の地域医療で、一八人の「老衰」診断をしました。初めての診断と、最後の診断の間には、医療的には大きな相違があります。それは、〝シマコ〟ばあさんのように、主体は家族側にあり、医師は家族の背後に控え、死と闘わない位置にあること。義父のように、主体はやはり家族側にあるものの、医師は死と時々闘う場面に登場する場合と比べられます。そこには、「自然に」と表現される「老衰」概念が含む範囲の問題が存在するのではないでしょうか。

私の「老衰」診断の事実を列挙すると、全員が自宅死（在宅死）であったこと、年齢はほぼ九〇歳以上であったこと（一八人中一七人）、家族の意思がはっきりして、家族介護がうまく機能していたこと、そして何よりも、「死にゆく人」を私自身がよく理解できていた、などです。また、少なくとも死の数日前からは、穏やかで、救急の医療をせず、いわゆる「枯れるように」、「次第に」、

「徐々に」死を迎えたと判断した場合に、「老衰」の診断をしています。

現在の認識

「問題経験」から得られた、現在の「老衰」に対する私の認識を述べておきます。

平成二九年版の「記入マニュアル」には、医師が患者の死亡に立ち会えなかった場合の診断書の交付について追加されています。そして「老衰」に関しては、「ただし、老衰から他の病態を併発して死亡した場合は、医学的因果関係に従って老衰も記入することになります」のあとに、「例」として、（ア）直接死因・誤嚥性肺炎、（イ）（ア）の原因「老衰」、と記入するように追加されています。これは、行政のメッセージとも受け取れます。

私は、長寿化による問題として、「認知症」と「老衰」は表裏の関係にあると思っています。今日、認知症はメディアの主要な話題となり、どちらかというと「認知症恐怖」が喧伝されています。「老衰死」の増加という「よい死」、「望ましい死」としての「老衰」報道と負の価値を帯びた「認知症」報道、この間に横たわるものを明らかにすることが、医療者やメディアに求められているのではないでしょうか。

一六年間の在宅医療の経験では、「認知症」を伴う超高齢者の死亡経過は、認知症の診断から数年ののちに、老い衰え（老衰）、嚥下性肺炎などを直接死因として亡くなる方が多くみられました。これらの一連の病態を記載することが医師には求められています。

そうすると、「死亡の原因」の欄は、(ア)肺炎、(イ)老衰、(ウ)認知症となり、統計上では「原死因」として認知症が記録されます。しかし、(ア)老衰とのみ記載された場合は、「老衰」が「公式統計」となります。

奥町ら(二〇一五)により、その現状が次のように報告されています。

七七一床の急性期総合病院(ただし、老健、特養も併設)の一年間の死亡診断書総数は四八五枚で、「そのうち直接死因欄に『老衰』と記載されていたものは一三枚であった」。「一一枚は老衰のみが直接死因欄に記載され、他の二枚は直接死因の原因となった病名欄にそれぞれ高度認知症、アルツハイマー病が記載されていた」。そして、「直接死因欄に『老衰』が記載されていた一三例中一一例は直接死因欄のみの記載であったが、実際は高度認知症が大多数であった」ことが指摘されています。

よって、「日本での『老衰』死には認知症の終末期患者が相当数含まれている可能性がある」ことになります。私も、日米における「老衰」とアルツハイマー病(認知症)の死亡率の逆転現象に多くのヒントがあることを指摘しました。

私の現在の認識は、「医療者」として、社会的・文化的「老衰」に軸足を置きながらも、死因「老衰」の意味や死亡診断書の役割を十分に理解することが必要である、となります。

私は、自分の「老衰」診断率はなぜ高かったのかという疑問をもちました。そこで、医療データや医学論文、死をテーマとした著作などを検討する過程で、自分の疑問とした「問題経験」を「社会問題」として提起することになりました。研究の当初から「問題経験」を「社会問題」としてとらえたのではなく、本研究を進め、まとめる過程において、少しずつ明確に意識するようになったのです。

私自身が、一三人目の半構造化インタビューの対象者となりますが、「老衰」診断の「選択と決断」には、やはり「暗黙の社会的基準」＝文化的・社会的「老衰」概念が主要な役割として存在していることを自分自身でも確認できた、と言わざるをえません。

一三人目の「対象医師」として、私の「問題経験」を補記として追加しました。さらには、「臨床を行いながらも、研究を行う医師が増える」（今永、二〇一四）ことをも期待する意味もあります。

あとがき

草稿がまとまった本年（二〇一七年）七月前後に、「老衰」問題の現状について考える機会が重なりました。

継続的に「老衰」を研究している今永光彦氏から、「在宅医療において、医師はどのように死因として〝老衰〟と診断しているのか？」というアンケート調査表が送られてきました。

老衰死亡者数の急増、老衰死亡率が高い地域では有意に在宅死亡率が高くなる、「老衰」概念は曖昧、死因として「老衰」と診断する際の医師の思考過程は不明、それらが調査の背景です。「老衰」と考える臨床像、「老衰」と診断する際の気持ち、「老衰」と診断する際に影響すること、「老衰」と診断した際の家族の反応、死亡診断書の記載、などが調査内容となっていました。

七月一八日、日野原重明医師が一〇五歳で亡くなられました。死因は呼吸不全で、自宅で亡くなられたと報道されました。

報道をまとめますと次のような経過となります。本年三月から食べることが難しくなったが、胃瘻などは拒否されました。六月初旬まではラジオ番組のインタビューに応じています。七月一四日急変。言葉を発することができなくなり、意思疎通は〝うなずくこと〟でしか伝えられなくなりました。

「肺結核の後遺症に加え、高齢に伴う心臓や消化器系などの機能低下があった」と説明されています。

七月二六日付の地方紙（南日本新聞、社会欄）で、「老衰死一〇年で三倍増」、「本人、家族の価値観変化」、「死因究明より『最期』重視」、の見出しで「老衰」が報道されました。

寺田さださん（当時九九歳）のことが記載されています。医師―「立派な老衰です。大往生ですね」。家族―「母の人生がいい人生だったと、認められたような気がした」。

さださんの経過は次のようになっています。

死亡三カ月前から次第に食が細くなり、一週間前には何も食べられなくなった。死亡前日「布団から起き上がり」、「ありがとうございました」と頭を下げた。そして死亡診断書の直接死因欄には「老衰」と記された。

お二人とも、ほぼ三～四カ月前までは日常生活に不便はありませんでした。しかし、次第に食が細くなり一週間前後から何も食べられなくなりますが、胃瘻などの医学的処置は行っていません。しかも、本人の意思は明らかであり、家族もそれを良とし、在宅療養の中で亡くなられました。

さて、共通点が多いのにもかかわらず、死因として「呼吸不全」、「老衰」と分かれたのはなぜなのでしょうか。この問題を解こうとするところに、今永氏の研究課題があるものと考えます。

お二人とも、明確に「生の終わり」を意識し、自己選択のもとに亡くなられている点では、「死因＝病名」の違いは特に問題とするには当たらないとも考えられます。しかし、Shneidman の指摘する「死亡証明書」の社会的意味からは、「死因＝病名」は、「本人」にとっても「社会」にとっても重要な意味があることになります。

私は、それぞれの「『老衰』の病態」の背後にある「論理」を主題としてきました。「公式統計の成り立ち」と「『老衰』と診断する医師の『選択と決断』」という二本柱、「医療問題」と「社会問題」としての二つの視点、これが本書の立ち位置でした。「公式統計の成り立ち」からは、「老衰」を国際的視野から、すなわち「国際比較」を通して、日本の「老衰」概念を見直すことが求められます。「『老衰』と診断する医師の『選択と決断』」では、「医師の経歴」や「臨床経験」をもとにした、「死亡診断の恣意性」としての視点を加えることが必要になります。そして、「老衰」を歴史的、文化的、社会的にとらえ直すために、「老衰」＝「長寿・自然」概念を提示しました。

「『老衰死』とはどのような〝死〟なのか？」と問う前に、日本の「老衰」はどのような歴史的背景をもつのか、どの領域――「世間」や「一般の基準」なのか、「医療者」や「専門性の基準」なのか――での言説なのかを明らかにしました。

また、「老衰とは何か、老衰はどのような状態か」という「医療問題」や「サイエンス」ではなく、「『老衰』はどのようにして日本の社会の中で構成・構築されてきたのか」という「社会問題」の視点から論じてきました。

これからの「老衰」問題の論議の一助として本書を手に取っていただければ幸い、と思っています。

修士論文をご指導いただきました、鹿児島大学大学院人文社会学研究科の城戸秀之、片桐資津子、桑原司の各教授にお礼申し上げます。また、本書の出版に際しても、貴重な助言をいただきました。あわせて、お礼申し上げます。

「社会問題」としての「老衰」をとらえることが十分でき、読者の皆さまにご理解いただけたかどうかによって、私の「石（医師）アタマ」の軟化程度が判断されることになります。

なお、修士論文は、平成二九年一一月より、鹿児島大学リポジトリへ登録公開してありますので、興味のある方は、ご参照ください（http://hdl.handle.net/10232/00029900）。

平成二九年一一月二二日

引用文献

赤川学、二〇一二『社会問題の社会学』弘文堂。

荒井秀典、二〇一六「フレイル——概念、定義と高齢者医療における意義」日本医師会雑誌144（11）。

新井保経、一九五七「老人性疾患としての心臓疾患、腎臓炎及び老衰の死亡の疫学的研究」統計的疫学雑誌1（3）。

尾藤誠司、二〇〇七「王様は病態生理」尾藤誠司編『医師アタマ——医師と患者はなぜすれ違うのか？』医学書院。

江崎行芳・沢辺元司・新井冨生・松下哲・田久保海誉、一九九九「『百寿者』の死因——病理解剖の立場から——」日本老年医学会雑誌36（2）。

福島智子、二〇一〇「新公衆衛生学」中川輝彦・黒田浩一郎編『よくわかる医療社会学』ミネルヴァ書房。

堀内四郎、二〇一〇「日本人の寿命伸長：要因と展望」人口問題研究66—3。

家近良樹、二〇一四『老いと病でみる幕末維新　人びとはどのように生きたか』人文書院。

猪飼周平、二〇一〇『病院の世紀の理論』有斐閣。

池田光穂、一九九九「世界医療システム」進藤雄三・黒田浩一郎編『医療社会学を学ぶ人のために』世界思想社。

今永光彦、二〇一四「在宅医療において、医師が『老衰』と診断する思考過程に関する探索」公益財団法人　在宅医療助成勇美記念財団による研究助成完了報告書。

今永光彦・丸井英二、二〇一一「老衰死はどのように変化してきているのか――人口動態統計を利用した記述疫学的検討――」厚生の指標58（4）。

石飛幸三、二〇一二『「平穏死」という選択』幻冬舎ルネッサンス新書。

金子隆一、二〇一〇「長寿革命のもたらす社会――その歴史的展開と課題――」人口問題研究66―3。

亀山正邦、一九七四「老衰死はあるか―臨床的および病理的考察―」日本老年医学会雑誌11（2）。

川崎　謙、二〇〇五『神と自然の科学史』講談社。

厚生労働大臣官房統計情報部編、二〇〇一『国際疾病分類（ＩＣＤ）１００年』（ＣＤ―ＲＯＭ）、厚生労働大臣官房統計情報部。

厚生労働省大臣官房統計情報部編、二〇〇六『疾病、傷害および死因統計分類提要　ＩＣＤ‐10（二〇〇三年版）準拠　第1巻　総論』厚生統計協会。

厚生労働大臣官房統計情報部医政局、二〇一二『平成24年版　死亡診断書（死体検案書）記入マニュアル』

厚生省、一九五五『医制八十年史』。

厚生省大臣官房統計情報部、一九九九『統計情報部50年史』。

倉科周介、一九九八『病気のなくなる日――レベル0の予感』青土社。

黒井千次、二〇一〇『老いのかたち』中公新書。

黒木尚長・吉田謙一、二〇〇四「時論　日英の死亡診断書の比較にみる日本の死因決定制度の問題点――異状死届出との関連性について」日本医事新報（４１７８）。

草柳千早、二〇〇四『「曖昧な生きづらさ」と社会――クレイム申し立ての社会学』世界思想社。

牧野雅子、二〇〇〇「ふつうの死」カール・ベッカー編著『生と死のケアを考える』法蔵館。

丸山　創、一九五八「死因名老衰による死亡が脳卒中或いは心疾患の死因統計に及ぼす影響について」信州医学7（3）。

森田洋之、二〇一三「夕張希望の杜の軌跡：（10）『老衰』は是か非か」日本医事新報4629。

村地悌二、一九六七「（特集）Late Stageの処置――老衰」総合臨床16（11）。

村地悌二・般若博司、一九七二「老化の科学――正常な老化とはなにか――いわゆる老衰について」最新医学27（12）。

中原龍之介、一九六五「WHO　第8回国際疾病分類（ICD）修正会議報告」厚生の指標12（10）。

中河伸俊、一九九九『社会問題の社会学――構築主義アプローチの新展開』世界思想社。

中村仁一、二〇一二『大往生したけりゃ医療とかかわるな――「自然死」のすすめ』幻冬舎。

根岸龍雄・橘雅子、一九七一「〈特集〉臨床家のための現代医学統計論――平均寿命に対する疾病の重み――いわゆる老衰死」綜合臨床20（10）。

NHK取材班、二〇一六『老衰死　大切な身内の穏やかな最期のために』講談社。

奥町恭代・山下大輔・肥後智子・高田俊宏、二〇一五「一般市中病院で死亡した高度認知症高齢者の病態及び死亡時病名の検討」日本老年医学会雑誌52（4）。

大井利夫・三木幸一郎・川合省三・上田京子、二〇一二「シンポジュウムⅣ　死亡診断書の精度向上：厚生労働科学研究事業の結果を踏まえて」診療情報管理：日本診療情報管理学会誌24（1）。

小澤利男、二〇〇九『老年医学と老年学――老・病・死を考える』ライフ・サイエンス。

斎藤義彦、二〇〇二『死は誰のものか――高齢者の安楽死とターミナルケア――』ミネルヴァ書房。

佐藤純一、一九九九「医学」進藤雄三・黒田浩一郎編『医療社会学を学ぶ人のために』世界思想社。

佐藤秩子、二〇〇一「病理学からみた長寿老人」日本老年医学会雑誌38。

関　増爾、一九五一「臨床診断上から見た老年者の死因統計」浴風園調査研究紀要（22）。

関　増爾、一九五七「老年者の死因――剖検１８６６例に就て――」老年病２（1）。

関　増爾、一九五八「老年者の死因――その主因と誘因――」老年病１（1）。

関　増爾・安孫子惇、一九六五「老年者剖検例における悪性腫瘍の頻度並びに胃がん診断の２、３の問題」日本老年医学会雑誌２（5）。

嶋田裕之、一九八一「いわゆる老衰死の分析」日本臨床39（3）。

新村　拓、一九九一『老いと看取りの社会史』法政大学出版局。

新村　拓、一九九八『医療化社会の文化誌――生き切ること、死に切ること』法政大学出版局。

新村　拓、二〇〇二『痴呆老人の歴史――揺れる老いのかたち』法政大学出版局。

曾田長宗、一九四八「人口動態統計と衛生行政――人口動態調査令の改正に就て――」衛生統計１（2）。

須賀井正謙・鶴田亘璋、一九五六「監察医務からみた老衰死の検討」日本医事新報１６７１。

鈴木孝夫、一九七三『ことばと文化』岩波書店。

鈴木隆雄、二〇〇〇「老いるとは何か――高齢期の健康を科学する　地域在宅高齢者の調査から（3）余命の規定要因――老衰死は増加する？」看護実践の科学25（12）。

田畑正久、二〇一一「老衰という死亡診断書について（医療文化と仏教文化の課題）」龍谷大学発刊『死生観と超越――仏教と諸科学の学際的研究』龍谷大学。

高木由臣、二〇〇九『寿命論――細胞から『生命』を考える』日本放送協会。

高野六郎、一九三九『國民病の豫防と撲滅』龍吟社。

竹之内裕文、二〇一二「『自然な死』という言説の解体――死すべき定めの意味をもとめて」栗屋剛編集代表『シリーズ生命倫理学　第4巻　終末期医療』丸善出版。

田中奈保美、二〇一〇『枯れるように死にたい――「老衰死」ができないわけ』新潮社。

友枝敏雄・竹沢尚一郎・正村俊之・坂本佳鶴恵、二〇〇七『新版　社会学のエッセンス　世の中のしくみを見ぬく』有斐閣。

上田フサ・加藤寛夫、一九五七「複合死因に関する研究――心臓疾患を対象として――」厚生の指標4（6）。

植村　肇、一九八四「国民医療の課題：第7報　老衰死の激減に思う」駒沢短期大学研究紀要1984・12。

梅田珠実・小町喜男・野崎貞彦・横山英世、一九八八「複合死因からみた死因構造に関する研究」厚生の指標35（13）。

和田　直、一九七一「老衰の意味と死因統計」広島医学24（6）。

渡辺　定、一九六五「国際傷病死因統計分類の変遷」厚生の指標12（10）。
渡辺正雄、一九九五「近代における日本人の自然観―西洋との比較において」伊藤俊太郎編『日本人の自然観　縄文から現代科学まで』河出書房新社。
柳父　章、一九七七『翻訳の思想　「自然」とＮＡＴＵＲＥ』平凡社。
柳父　章、一九八二『翻訳語成立事情』岩波新書。
横内正利、二〇〇〇「高齢者の自己決定とみなし末期」日本老年医学会雑誌37（9）。
横内正利、二〇一二「高齢者における終末期医療」栗屋剛編集代表『シリーズ生命倫理学　第4巻　終末期医療』丸善出版。
吉本隆明、二〇〇二『老いの流儀』日本放送出版協会。
吉岡博人・石川　徹、一九六一「本邦における老衰死の趨勢」日本公衆衛生学雑誌8（2）。
Ariès,P., 1975, *Essais sur l'histoire de la mort en Occident : du Moyen âge à nos jours,* Éditions du Seuil. ＝伊藤晃・成瀬駒男共訳、一九八三『死と歴史―西欧中世から現代へ』みすず書房。
Best, J.2004, *MORE DAMNED LIES AND STATISTICS. How Numbers Confuse Public Issues.*＝林大訳、二〇〇七『統計という名のウソ――数字の正体，データのたくらみ』。
Christakis,N.A., 1999, *Death Foretold:Prophecy and Prognosis in Medical Care.* The University of Chicago.＝進藤雄三監訳、二〇〇六『死の予告――医療ケアにおける予言と予後』ミネルヴァ書房。

Conrad,P.& Schneider, J.W., 1992, *Deviance and Medicalization:From Badness to Sickness:Expanded Edition.* Temple University.= 進藤雄三監訳、杉田聡・近藤正英、二〇〇三『逸脱と医療化――悪から病いへ』ミネルヴァ書房。

Freidson,E.,1970, *Professional Dominance: The Social Structure of Medical Care.* Aldine publishing Company.= 進藤雄三・宝月誠訳、一九九二『医療と専門家支配』恒星社厚生閣。

Greenberg,R.S.ed.,2001, *Medical Epidemiology Third Edition.* The McGraw-Hill Companies,Inc. = 熊倉伸宏・高柳満喜子監訳、二〇〇四『第3版　医学がわかる疫学』新興医学出版。

Illich,I.,1976, *Limits To Medicine　Medical Nemesis:The Expropriation of Heath.* = 金子嗣郎訳、一九七九『脱病院化社会――医療の限界』晶文社。

Nuland,S.B.,1993, *How We Die ; Reflections on Life's Final Chapter.* Alfred A. Knopf.= 鈴木主税訳、一九九五『人間らしい死に方――人生の最終章を考える』河出書房新社。

Payer,L.1988,*Medicine and Culture,* Penguin Books USA Inc.= 円山誓信・張知夫、一九九九『医療と文化』世界思想社。

Sams,C.F.,1962, Medic. = 竹前栄治編訳、一九八六『ＤＤＴ革命　占領期の医療福祉政策を回想する』岩波書店。

Shneidman,E.S.,1973, *Deaths of Man.* The New York Times Book Co.= 白井徳満・白井幸子・本間修訳、一九八〇、『死にゆく時――そして残されるもの』誠真書房。

Spector,M.B. & Kitsuse,J.I, 1977, *Constructing Social Problems*, Cummings= 村上直之・中河伸俊・鮎川潤・森俊太訳、一九九〇『社会問題の構築——ラベリング理論をこえて——』マルジュ社。
Thane,P.ed.,2005, *The Long History of Old Age*. Thames & Hudson Ltd.= 木下康仁訳、二〇〇九『老人の歴史』東洋書林。

■著者プロフィール

藤村 憲治 (ふじむら のりはる)

1946年 鹿児島県屋久島生まれ。
1971年 熊本大学医学部卒業。
大学病院・旧国立病院、
民間総合病院を経て、
1996年 町立診療所勤務。
2012年 定年退職。

1980年 博士(医学)。
2014年 修士(社会学)。

死因「老衰」とは何か
——日本は「老衰」大国、「老衰」では死ねないアメリカ——

二〇一八年七月十日 第一刷発行

著者 藤村憲治
発行者 向原祥隆
発行所 株式会社 南方新社
〒八九二—〇八七三
鹿児島市下田町二九二—一
電話 〇九九—二四八—五四五五
振替口座 〇二〇七〇—三—二七九二九
URL http://www.nanpou.com/
e-mail info@nanpou.com

印刷・製本 株式会社イースト朝日
定価はカバーに表示しています
落丁・乱丁はお取り替えします
ISBN978-4-86124-371-4 C0047